U0367604

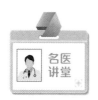

名医讲堂

百问百答

校园急救

主 编◎度学文　吴卫华　陈洪卫

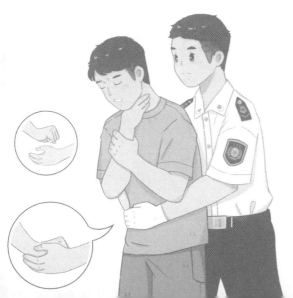

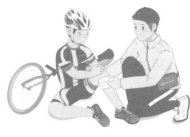

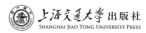

上海交通大学出版社
SHANGHAI JIAO TONG UNIVERSITY PRESS

内容提要

本书共 100 问,涵盖了校园安全及院前应急救护等多个方面,介绍了校园中常见的意外伤害类型,并提供了相应的预防方法和急救措施。本书内容贴近实际,将专业严谨的急救常识,用通俗易懂的语言深入浅出地展现在读者面前。本书适合中小学生及关心校园安全和应急救护的人士阅读。

图书在版编目(CIP)数据

校园急救百问百答/度学文,吴卫华,陈洪卫主编.
上海:上海交通大学出版社,2025.5.—ISBN 978 - 7
- 313 - 32585 - 3

Ⅰ. R459.7 - 44

中国国家版本馆 CIP 数据核字第 2025N1146M 号

校园急救百问百答
XIAOYUAN JIJIU BAIWEN BAIDA

主　　编:	度学文　吴卫华　陈洪卫			
出版发行:	上海交通大学出版社	地　　址:	上海市番禺路 951 号	
邮政编码:	200030	电　　话:	021 - 64071208	
印　　制:	上海新艺印刷有限公司	经　　销:	全国新华书店	
开　　本:	880mm×1230mm　1/32	印　　张:	7.125	
字　　数:	114 千字			
版　　次:	2025 年 5 月第 1 版	印　　次:	2025 年 5 月第 1 次印刷	
书　　号:	ISBN 978 - 7 - 313 - 32585 - 3			
定　　价:	48.00 元			

版权所有　侵权必究

告读者:如发现本书有印装质量问题请与印刷厂质量科联系

联系电话:021 - 33854186

编委会

主　　审：张忠维　上海市松江区教育局

名誉主编：解红军　上海市松江区泗泾医院

主　　编：度学文　上海市松江区医疗急救中心

　　　　　吴卫华　上海市松江区医疗急救中心

　　　　　陈洪卫　上海交通大学医学院附属松江医院

副 主 编：杨中林　上海市松江区医疗急救中心

　　　　　熊小飞　上海市松江区医疗急救中心

编　　委（按姓氏拼音排序）：

　　　　　戴　仁　上海市松江区医疗急救中心

　　　　　段明明　上海交通大学医学院附属松江医院

　　　　　范仁静　上海交通大学医学院附属第一人民医院

　　　　　冯明亮　上海市松江区医疗急救中心

　　　　　顾　颖　上海市松江区医疗急救中心

　　　　　金　琼　上海市松江区泗泾第二幼儿园

　　　　　李凤芝　上海市松江区方松街道社区卫生服务中心

　　　　　李　俊　上海市松江区医疗急救中心

　　　　　刘钦腾　上海市松江区泗泾第三小学

　　　　　沈媛娌　上海市松江区医疗急救中心

　　　　　殳淑湘　上海市松江区医疗急救中心

　　　　　汪小桐　上海交通大学医学院附属松江医院

王　宠　上海交通大学医学院附属松江医院

王　蕊　国药东风花果医院

熊　强　上海市松江区精神卫生中心

张　尧　上海市松江区医疗急救中心

仲龙龙　上海市松江区医疗急救中心

周解华　上海市松江区医疗急救中心

朱柏霖　上海市松江区卫生健康委员会

庄　敏　上海市松江区医疗急救中心

庄月琴　上海立信会计金融学院

秘　　书：戴　仁　上海市松江区医疗急救中心

沈嫒娌　上海市松江区医疗急救中心

插　　图（按姓氏拼音排序）：

曹冯璞　上海市松江区医疗急救中心

陈文丽　上海市松江区医疗急救中心

祁可冀　东华大学机械工程学院机械工程专业

乔玲玲　上海市三新学校

沈嫒娌　上海市松江区医疗急救中心

王泽成　上海市松江区医疗急救中心

熊申顺　上海市松江区医疗急救中心

许文馨　东华大学机械工程学院工业设计专业

余欣韵　东华大学机械工程学院工业设计专业

张奕君　东华大学机械工程学院工业设计专业

周郡怡　东华大学机械工程学院工业设计专业

周雨婷　东华大学机械工程学院工业设计专业

前　言

　　青少年是国家的未来和民族的希望,促进青少年健康是实施"健康中国"战略的重要内容。2016 年 10 月,中共中央、国务院印发《"健康中国 2030"规划纲要》,提出推进健康中国建设。习近平总书记强调:"要重视少年儿童健康,全面加强幼儿园、中小学的卫生与健康工作,加强健康知识宣传力度,提高学生主动防病意识。"如何用喜闻乐见的形式将健康知识普及到青少年中,成为了医学、教育和媒体行业共同关注的焦点问题。

　　生命健康是人类社会文明进步的基础和前提。校园安全,你我共同守护。对于每一个人来说,当意外发生时,只有掌握救命技能,才能在关键时刻保护自己、挽救他人。

　　出手急救,你也可以。近年来,全球突发事件频繁发生。自然灾害、事故灾难、公共卫生事件和社会安全事件的发生概率也呈上升趋势，而青少年好奇心强，活动能力逐渐提高，对看护人的依赖程度越来越小，因此青少年是意外伤害的高发人群。当意外发生时，自救、互救显得尤为重要。

据统计，造成青少年死亡的首要原因就是意外伤害。因此，在学校普及急救知识很有必要。作为医生、教育工作者，我们都有一个共同心愿，那就是看到每一个生命都得到守护，看见美丽生命再次绽放，让生命不留遗憾。

本书内容贴近学生实际，将专业严谨的急救常识，用通俗易懂的语言深入浅出地展现在读者面前。希望能在同学们的内心深处种下一颗种子，让这颗种子生根发芽，并不断播撒！

本书编委是医护人员及学校老师，限于团队的编撰经验和能力，书中难免有疏漏和不当之处，敬请各位读者朋友批评指正。希望本书的出版能促进校园急救知识的普及，让更多的人掌握关键时刻的救命技能。

目　录

校园中的意外伤害

急救小故事

在大课间的跑操活动中,某班级方阵绕教学楼行进时,队伍秩序有些松散。几名学生落后并放缓脚步。正当此时,一名男生突发奇想,加速冲刺并回头嬉笑,试图激励后方同学。不料,此举却引发意外,后方同学在嬉闹中不慎用力过猛,导致这名男生身体失去平衡,重重摔倒,多处擦伤流血。

事故发生后,老师与周围同学迅速反应,合力将受伤学生护送至学校医务室。校医即刻进行了初步救治,并果断拨打"120"急救电话,将其送往医院,同时通知该男生的家长前往医院。这一系列的紧急措施虽然及时,但此意外伤害无疑给这名男生带来了身体上的痛苦,也给学校日常管理敲响了警钟,更是让家长心急如焚。

此次事件再次提醒我们,校园活动安全不容忽视,需加强安全意识培养,确保每位学生在活动中既能享受乐趣,又能保障自身安全。

你问我答

校园意外伤害主要是指在学校范围内发生的非人为或非故意的伤害事件。尽管意外伤害的发生有偶然性,但是我们依然可以发现一些规律,以便预防和避免。在校园里的诸多情景中,学生必须小心开展活动,认真按照老师的要求规范进行,既要保护自己,也要保护他人。假如真的发生意外伤害,还要及时开展自救和互救。

1 校园常见的意外伤害有哪些?

学生在校园里学习和生活的时间比较长,加之活泼好动的特征,在自我控制力不强的情况下,难免造成一些意外伤害。尤其在体育课、运动会、实验课、劳动体验、灾害天气等情境里,容易发生意外伤害,如气道梗阻、烧伤、烫伤、动物咬伤、摔伤、撞伤、心理创伤等。此外,还要特别注意校园里一些特殊场所,如围墙、停车场、实验室、游泳池等,这些场所易发生意外伤害,应注意防范。

② 哪些危险游戏容易造成意外伤害? ·················

同学一起做游戏时,记得要保证自己的安全。嬉闹要有分寸,要把握合适的度,免得乐极生悲!因此,千万不能做危险游戏。

(1)别玩"卡脖子"游戏。如果你被卡住脖子,是不是很难受,容易失衡、摔倒?更糟糕的是,如果用力过猛或勒得过久,可能造成窒息或大脑损伤,甚至有生命危险!

(2)"下马绊"游戏太危险。这个游戏听起来就让人心惊胆战。一不小心摔重了,门牙和下颌都可能受伤,甚至尾骨或头部也可能遭殃。还是远离这个危险游戏吧!

(3)不要玩"小李飞刀"游戏。同学玩耍时,记得把刀片、剪刀、铅笔、尺子等尖锐物品存放好。万一不小心被扎到或划到了,这些尖锐物可就成了"隐形杀手",后果不堪设想。

(4)"抽空椅子"恶作剧很危险。千万不要偷偷把同学的椅子抽走!摔倒的同学很容易摔伤脊柱,甚至会摔伤头部,那样的话,玩笑就开大了。

同学们,游戏千万种,安全第一条。让我们选择有益身心的安全游戏,保证大家尽情欢乐,不留后顾之忧。

③ 进行体育运动时怎样预防意外伤害?

体育运动,听起来就让人热血沸腾。但是别忘了,安全可是运动的"最佳搭档"! 在进行体育运动时,我们得注意一些细节,才能避免那些让人扫兴的小意外。

(1)短跑项目要按照规定的跑道进行,不能串跑道,这是运动规则,也是安全保障。

(2)进行铅球、铁饼、标枪、射击、击剑等运动时,一定要按老师的口令进行。这些体育器材有的坚硬沉重,有的前端装有尖利的金属头,如果擅自行事,有可能击中他人或使自己受伤,造成意外伤害。

(3)在进行单杠、双杠和跳高运动时,器械下面必须准备好厚度适当的垫子,如果直接跳到坚硬的地面上,会伤及腿部关节或头部。握杠时,要使双手不打滑,避免从杠上摔下来。

(4)在做跳马、跳箱等跨越运动时,器械前要有跳板,器械后要有保护垫,同时要有老师和同学在器械旁站立保护。

(5)在做滚翻、俯卧撑、仰卧起坐等垫上运动项目时，态度要严肃认真，动作要规范，不能打闹，避免扭伤。

（6）参加篮球、足球等运动时，要自觉遵守运动规则，不要在争抢时恶意犯规，避免伤及他人或自己。

（7）进行游泳运动时，要听从游泳教练的规定和指令，谨慎进入深水区，必要时佩戴好救生设备。

4 在学校楼道里应避免哪些意外伤害？

学校的楼道里人来人往，记得保持正常步速，靠右侧通行。

（1）走路时别看书。想象一下，你在走廊或楼梯上，边走边沉浸在书中的世界里，突然，"哎哟"一声，你撞墙了或踏空了。多危险啊！所以，专心走路，想要看书还是找个安全的地方吧。

（2）别抱着"大山"走。当你抱着一大叠作业册穿过楼道，就像搬着一座大山一样，不仅容易遮住自己的视线，还可能因为不平衡而摔倒。要么把"大山"拆成几叠分开拿，要么请同学帮忙分担拿，这样轻轻松松地走路才安稳。

（3）雨天路滑要慢行。雨天的楼道地面往往湿漉漉的，甚至像"溜冰场"一样滑。所以，走路的时候更要放慢脚步，小心翼翼地行进，以免不小心滑倒。

（4）千万别玩"猫捉老鼠"。同学们，在楼道里玩追逐游戏是最危险的,很容易撞上路过的同学或附近的墙壁、栏杆,轻则疼得龇牙咧嘴,重则头破血流,得不偿失。

(5)疏散演练,稳中求快。学校开展疏散模拟演练时,上下楼梯可是个"技术活",速度一定要控制好,别像"赛车"一样冲刺,否则容易发生冲撞、拥堵,甚至踩踏事故。

⑤ 在学校上实验课和劳技课时应注意什么?

在学校上实验课和劳技课,就像一场探险之旅。但是,要想让这场探险顺利进行,有几个"小妙招"可得牢记哦!

(1)在做物理实验时,注意用电安全。不用湿手接触电器和电源,先连接好电路后才能接通电源。结束时,应先切断电源再拆线路。如有人触电,应迅速切断电源,然后进行抢救。电线的安全通电量应大于用电总功率。如遇电线起火,应立即切断电源,用干粉灭火器、二氧化碳灭火器灭火,禁止泡沫灭火器等含导电液体的灭火器灭火。

(2)在做化学实验时,注意使用试剂要规范。如果皮肤接触到强碱类试剂,应立即用大量水冲洗,然后用2‰乙酸溶液冲洗。如果皮肤接触到强酸类试剂,先用大量水冲洗,然后用5‰碳酸钠溶液冲洗。装配或拆卸玻璃仪器装置时,要小心谨慎地进行,防止玻璃仪器破损割伤手指。

(3)在上劳技课时,要保持专注的态度,并保持工作区域整洁,遵守安全操作流程。如使用剪刀、锥子、美工刀等锋利的工具时,要小心利刃方向和力度,避免受伤。在实践的过程中,不要打扰别人,避免因分心造成意外伤害。

⑥ 校园里还有哪些情况容易发生意外伤害?

我们的校园虽然是个充满欢乐的地方,但也有一些小角落是存在安全风险的"陷阱",一不小心就可能"中招",发生意外伤害。因此,这些隐患需要特别注意防范。

(1)不攀爬和翻越走廊栏杆,特别是不能使腰部超过栏杆,避免摔落。

(2)不攀爬高台、高树、房顶、篮球架等高处,避免摔落受伤。

(3)不爬窗台,不得探身越出窗户,避免从窗户掉落摔伤。

(4)不在窗口和围栏附近摆放花盆等重物,避免掉落砸伤楼下人员。

(5)进出玻璃门时,不要围绕玻璃门追逐打闹,避免撞碎玻璃被割伤。

（6）车辆在校园行驶时，学生不要在车辆附近快速奔跑，避免被车辆撞伤。

（7）在学校菜园或水塘等地劳动时，规范使用工具，不能打闹嬉戏，做好劳动保护。

（8）在学校用餐时，认真咀嚼和吞咽，不要说笑打闹。尤其在吃鱼、虾或带骨的肉时，避免异物卡在喉咙里。

（9）留心教室里的电源，安全规范用电，不随意操作教学仪器设备。

⑦ 课余活动时要避免哪些意外伤害？

在课余时间里，同学们可以放松身心，享受自由，真是美妙的时光啊！要想安全快乐地进行课余活动，就需要加强安全保障。

（1）课间活动不要离教室太远，以免上课铃响时，着急奔跑回教室而发生意外。

（2）参加校内军训时，预防劳累过度，避免受伤、痉挛、晕厥、休克等突发情况。

（3）上下学需要骑车的同学，要注意路上交通安全，避免发生交通事故。按规定，年满12周岁才可骑自行车上路，年满16周岁才可骑电动自行车上路。

（4）不去没有消防资质的违规培训场所，以保证人身安全。

（5）到校外就餐时，应拒绝"三无食品"，不食用没有卫生许可的路边摊食物，避免发生食物中毒或导致腹泻等情况。

（6）假日外出游玩时，注意观察当地环境，不独自登山涉水，避免野外风险；在游乐园等场所中，要按规定使用游乐设施，做好自我安全防护。

（7）春节等节假日期间，不要燃放烟花爆竹，避免烧伤和炸伤。

总之，在校内和校外的课余活动中，应一直紧绷"安全"这根弦，做到"安全第一，人人有责"。

📖 知识链接

预防校园意外伤害，你我携手同行

打造平安校园，预防校园意外伤害，需要学校、家庭、社会共同关注，需要学生、老师、家长一齐努力，让我们行动起来吧！

（1）广泛宣传意外伤害的危害性，做好常识普及，建立健全安全校园工作制度和规范，明确岗位责任分担，维护各方权益。

（2）学校管理者应加强安全意识，完善校园基础设施，排除不符合安全标准的隐患。

（3）学校加强安全知识技能培训教育，推动教师和学生提高风险防范意识和自我保护能力，自觉开展紧急情况下的自救和互救。

（4）搭建"家、校、社"平台，加强家校沟通，通过家庭教育指导课程，培训家长提高安全意识，优化孩子的成长环境，培养孩子的自护意识和自救能力。

（5）建立良好的家校关系、亲子关系、师生关系，营造融洽的沟通氛围，对于已经发生的意外伤害事件，开展有效沟通，民主协商，和谐解决。

院前应急救护

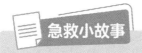

急救小故事

生活就像一场冒险,有时候总会有些小意外跑出来捣乱。但是,别担心!只要我们掌握了关键的急救技能,就能在关键时刻拯救自己或他人。

很多人可能觉得,应急救护是医生、护士等专业人士的事情,跟自己没关系。但其实,应急救护可是全民大行动。无论你是大人还是小孩,学生还是老师,都有可能成为"急救小能手"。

来看一个真实的故事吧!有一天早上,小熊在上学途中,突然听到有人在校门口喊救命。他立马冲了过去。原来是一名学生从自行车上摔下来了,手肘正在流血,脸色也很苍白。小熊先给同学止了血,然后轻轻地包扎了伤口,并拨打"120"急救电话,将受伤同学送往医院，还通知了受伤同学的父母。他的父母知晓后十分感动。

你看，这就是急救的力量。我们每个人都可以成为别人的"守护神"。每次帮助别人，我们都会收获满满的快乐和感动。

所以，亲爱的同学们，让我们一起学习急救知识，成为真正的救护者。当我们掌握了这些技能，就能在他人受到伤害时贡献一份力量。我们一起努力，让这个世界变得更加美好！

你问我答

8 什么是应急救护？

院前应急救护是指急危重症患者在进入医院以前的初步急救过程，包括现场非专业人员的急救，即伤病员的自救、互救和群众性救助，以及医护人员到达现场，对急危重症患者在现场紧急处理和抢救，并监护运送至医院的医疗救治过程。只有现场人员、急救人员、医护人员形成合力，才能挽救更多生命。

应急救护，简直就像是咱们生活中的"临时小英雄"。突然有个小意外发生了，就像电视里的"突发新闻"，但是这次的新闻现场就在我们身边。比如体育活动时有人受伤、放学时遇到交通事故。这时候，专业的医护人员可能还在赶来的路上。那怎么办呢？

这时候就需要咱们这些"临时小英雄"上场了！我们要做的，就是在医护人员到达之前，给受伤的人一些初步的帮助。这些帮助可不仅仅是简单的包扎，还包括怎么让受伤的人不那么害怕、身体不那么难受。就像我们给朋友一个拥抱，让他们感到安慰一样。

我们的目标是什么呢？简单来说，就是尽可能地让受伤的人安全、舒服一些，防止他们的伤情变得更严重，同时有助于他们尽快恢复健康。如果我们都学会了这些应急救护的小技巧，那么当我们身边的人遇到小意外时，我们就可以伸出援手，帮助他们渡过难关啦。

⑨ 为什么要进行应急救护呢？

当专业急救人员像超人一样赶来时，其实他们和我们之间有一个时间差，这就给了紧急情况一个"偷偷捣乱"的机会，我们称为"空窗期"。你知道吗？有些紧急疾病就像是定时炸弹，一旦发作，留给我们的最佳抢救时间非常短暂。比如心搏骤停，它的"倒计时"只有 4 分钟。这 4 分钟可是非常宝贵的，就像金子一样，所以我们叫它"黄金4分钟"（图2-1）。如果现场有人懂得急救，那就能阻止这个"定时炸弹"爆炸。

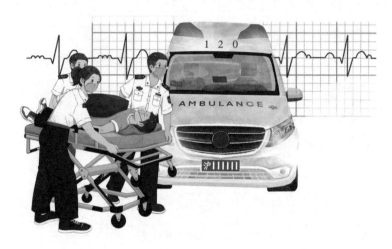

图2-1 应急救护

　　而且，不只是心搏骤停，像中暑、骨折、休克这些情况，如果我们能正确地进行急救，就能大大减轻患者的痛苦，防止病情变得更糟。如果我们学会了急救，当意外发生时，我们就能挺身而出，为患者争取宝贵的时间，保护他们的健康。

　　你知道吗？其实我们的祖先在古代就已经很重视急救了。东汉时期的医圣张仲景，在他的《金匮要略》中就记载了心肺复苏的抢救方法，这比西方国家早了整整1000年。

⑩ 什么是第一目击者、第一现场、EMSS?

我们一起来学习三个超酷的名词：第一目击者、第一现场和 EMSS。

（1）第一目击者。当你看到有人突然摔倒了，如果你愿意并有能力去帮助他，那你就是这位伤病员的"第一目击者"。不过，别急着冲过去哦，要先确保自己安全，再科学施救。正确的急救方法能救人一命，但如果方法不正确，可能会让情况变得更糟。

（2）第一现场。第一现场就是我们遇到紧急情况的地方，可能是家里、路上或校园。你知道吗？有80%的疾病突发现场在家庭或社区。所以，我们要学会保护自己，同时也能帮助他人。比如，在公共场所安装自动体外除颤器（AED）就是一个好办法，它能在关键时刻救人一命。

（3）EMSS。这是应急医疗服务体系的英文简称，它的英文全称是 Emergency Medical Service System。当紧急情况发生时，这个团队的成员会迅速赶到现场，用专业的知识和技术来救治伤病员。他们还会开通医院急诊科、重症监护病房（ICU）等绿色通道，确保伤员得到及时救治。（图2-2）

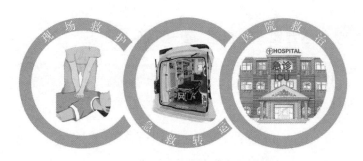

图 2-2　应急医疗服务体系的组成

11　应急救护的注意事项有哪些?

当突发状况来袭,我们要学会冷静应对。以下是一些"秘籍"。

(1)安全第一。在成为伤员的"守护天使"之前,要先像侦探一样仔细观察现场,确保环境安全。

(2)做好防护。在实施救助前,记得给自己做好必要的防护(比如戴上手套、口罩),这样我们就可以避免细菌、病毒的侵袭啦。

(3)拯救生命。快、准、狠,时间就是生命。我们要迅速判断伤员的状况,先搞定那些可能致命的"坏蛋",比如大出血或呼吸困难。这样,我们才能成为真正的"时间管理大师"。

(4)拨打紧急电话。遇到大麻烦时,别忘了拨打"120""110"等紧急电话,召唤救护人员、警察等来帮忙。

同时，也可以请周围的"平民英雄"加入我们的救援队伍。

（5）温暖心灵。在救助过程中，别忘了关心伤员的感受。在得到他们同意后，我们可以轻轻地安慰他们，减轻他们的痛苦。这样，我们不仅拯救了他们的身体，还温暖了他们的心灵。

⑫ 危难来临时我们该怎样做？

应急救护救援守则来啦！

首先，保持沟通联络至关重要，要把救援信息快速传递出去。拨打急救电话或报警时，可以开启免提模式，一边变身"救援侠"，一边与调度员沟通。

接下来，别忘了与伤员保持沟通，告诉他你是谁，然后询问他们哪里疼。这样，他们就不会那么害怕、紧张和疼痛啦！

当然啦，我们还要仔细观察现场，找到解决问题的线索。有时候，一点点小小的变化就能带来大大的机会。所以，要时刻留心。

最后，别忘了关心身边的小伙伴。当大家都遇到困难时，我们更应该团结一致，一起克服困难，战胜危险。

记住，我们每个人都可以成为现场救援的小英雄！

⑬ 应急救护有顾虑，有无法律来守护？

同学们，别担心，法律可是站在我们这一边的！听好啦！2016年，上海就专门出台了《上海市急救医疗服务条例》的法律，大家都亲切地叫它"好人法"。这个法律可以保护我们做好事不受伤害。

而且，你们知道吗？2017年，《中华人民共和国民法总则》的第184条，这样规定："因自愿实施紧急救助行为造成受助人损害的，救助人不承担民事责任。"

所以，下次再看到有人受伤，别犹豫啦！勇敢地伸出你的援手，让这个世界因为你的善良而变得更加美好。记住，法律是我们的坚强后盾。

⑭ 应急救护现场环境安全性评估有哪些？

高质量的院前应急救护是降低死亡率和致残率的关键因素之一。作为一名急救"好心人"，参与现场急救前，应注意做好评估。首要目标是在合适的时间，将适合的现场资源（比如止血用的毛巾、纱布等）利用起来，并维护好患者的生命体征（图2-3）。

在进行急救时，安全可是我们的第一要务。就像探险家需要地图和指南针一样，我们也需要学会保护自己，确保自己不会成为"二次受害者"。

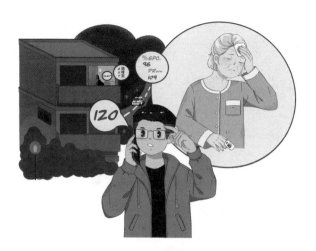

图 2-3　急救现场

如果你正准备去拯救一个受伤的小伙伴,但是在你冲进去之前,得先观察一下现场是否安全。如果现场十分复杂,那你可得先等消防员或警察来清场。

现场有哪些常见的"捣蛋鬼"呢? 让我来告诉你。

地震后,房子可能会倒下来,还有余震这个"捣蛋鬼"可能会随时跳出来。这时,我们要把伤员带到安全的空地上去。

马路上车来车往。如果你发现伤员在马路上,记得先把他移到路边,但如果是怀疑脊柱受伤的伤员,那可就不能随便搬动他啦!

脱落的高压线就像愤怒的火龙,千万别去碰它! 我们可以用干木棍把电线和伤员分开。

如果现场有一氧化碳这样的"毒气"，那可得赶紧开窗通风。如果气味太重，我们还可以戴上防毒面罩。

在救助伤员的同时，我们要时刻留意周围的环境，确保自己、伤员和急救团队都是安全的。

记住安全永远是第一位的！只有这样，我们才能成为真正的急救小英雄！

15 应急救护现场如何做好自身保护?

在参与现场应急救护时，我们要给自己穿上"战衣"——那就是个人防护装备(PPE)。这些装备就像是我们的小助手，帮助我们抵御各种危险，保证我们在救援过程中也能安然无恙。那么，让我们一起来看看这些神奇的装备都有哪些吧！

（1）手套。手套就像你的"无敌护手"，能帮你抵挡各种细菌、病毒，防止被感染。特别是当你碰到血液、体液或破损的皮肤时，手套就是你最好的保护。

（2）头盔。如果你在道路上遇到车祸现场，记得戴上安全头盔。它就像你的"骑士帽"，保护你的头部免受伤害。

（3）护目镜。护目镜是你的"眼睛保镖"，它不仅可以防止体液、血液溅入你的眼睛，还能在气道管理中（如气管插管时）避免被呼吸道分泌物喷溅。有了它，你就可以放心地观察伤员的情况啦!

当然啦,除了这些装备,我们还要注意一些小细节。比如,在接触伤员后,一定要记得用消毒液洗手,这样才能确保我们的双手干净卫生。

总之,参与现场救护,我们要做好自身防护。这样,我们才能更好地救助伤员,为社会作出贡献!

⑯ **参与救护者要做好哪些救护前的心理准备**?

首先是镇静。当参与紧急情况的救护时,现场救护员需要保持镇静。救护者初次参与急救,常会紧张,出现心跳、呼吸加快、出汗、不知所措。这时可以深吸气,尽量使自己镇静下来。只有保持头脑清醒,才能正确地判断情况,运用所学的救护知识,对伤员实施有效的救护。

其次是自信。救护者必须有足够的自信。非医疗专业人员需要参加应急救护培训,认真完成救护课程,掌握各种救护方法,才能增强救护他人的信心。平时与参加过应急救护的其他救护者交流经验,也有助于增强自信。

⑰ **事故现场自我评估,你准备好了吗**?

在事故现场,我们该如何进行自我评估,找出最佳应对方案?

第一，我们得看看自己的自我保护能力。

比如，现场有没有可能让你受伤的东西？比如那些会放出毒气的"坏家伙"、会电人的电线，或者是摇摇欲坠的建筑物。如果你觉得有点吃力，别忘了呼叫警察和医生哦！

第二，我们来检查一下自己的"急救宝典"。

在紧急情况下，"宝典"里的知识能不能帮到你？比如，如果有人受伤流血，你知道怎么止血包扎吗？如果有人昏迷，你知道怎么做人工呼吸吗？还有，你之前有没有成功帮助过小伙伴呢？每次遇到紧急情况，你的大脑都要像计算机一样快速运转，找出最佳方案。

第三，我们来找找现场的"隐藏宝藏"。

在事故现场，可能会有一些"隐藏宝藏"。比如你随身携带的小包包里，有没有可以用来急救的东西？比如创可贴、绷带之类的。如果没有也没关系，你可以用你的"火眼金睛"在周围找找看，有没有可以替代的东西。比如干净的布条可以用来包扎伤口，纸板可以用来固定骨折。还有，别忘了找找周围有没有可以帮忙的大人，他们可能会是你的"隐藏队友"哦！

总之，在事故现场，我们要先评估自己的能力，并观察事故周围的环境，再决定如何应对。这样，我们才能保护好自己和身边的小伙伴！

18 **伤员初级评估"ABC"秘籍是什么**？ ⋯⋯⋯⋯⋯

在紧急救护的战场上，时间就是生命。但掌握"ABC"急救评估法，10秒内你就能成为伤员的守护者。

轻轻拍打伤员的双肩，大声呼喊："嘿，你能听到我说话吗？"如果他们能清晰回答自己的姓名和事发经过，说明他们的意识清晰，呼吸也通畅。但要是伤员没有反应，那就得警惕了，呼吸、心搏可能都亮起了红灯，需要立刻进行紧急处理。

A（airway）：气道畅通，呼吸自由。

我们要成为伤员的"气道守护者"。轻轻托起他们的下颌，就像打开一扇窗，让空气自由进出。注意哦，要保护好他们的颈椎。如果看到有呕吐物、血液等堵住气道，要迅速清除掉。昏迷的伤员更需要我们的帮助，用托下颌法或压额抬下巴法打开气道，防止舌根后坠，成为呼吸的"绊脚石"（图2-4）。

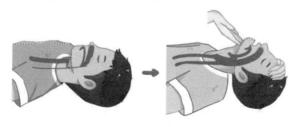

图2-4　舌根后坠，打开气道

B(breathing)：观察呼吸，生命之息。

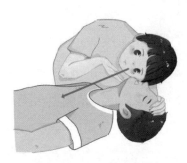

图2-5　判断呼吸

我们要用眼睛和耳朵来检查呼吸。看，伤员胸腹部有无起伏；听，口鼻处有无呼吸声；感觉，面颊部是否有温暖的气流拂过（图2-5）。就像在寻找生命的线索一样，我们要在10秒内完成这项任务。如果发现呼吸微弱或已停止，应立刻给予人工呼吸。

C(circulation)：循环监测，心搏脉动。

我们要检查伤员的"生命之泵"——心脏。通过观察大动脉搏动和皮肤颜色，可以判断循环状态。如果看到大量出血，要立即包扎止血。如果伤员没有呼吸，很可能心搏也停止了，这时就需要我们果断出手，进行胸外按压（图2-6）。

如果伤员情况较平稳、现场环境许可，应充分暴露伤员受伤部位，以便进一步检查和处理。检查包括头部、颈部、胸部、腹

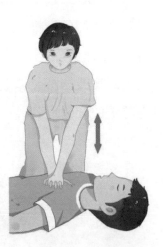

图2-6　心肺复苏

部、上肢、下肢、骨盆、脊柱等，同时询问发生伤病的经过和病史。

记住，救护人员之间要紧密合作，高效的评估和急救处理可以同时进行（图 2-7）。我们共同为伤员争取宝贵的时间，守护他们的生命安全。

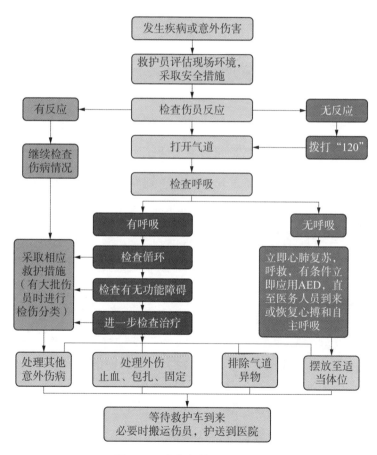

图 2-7　应急救护评估流程图

⑲ 应急救护的侦探守则，你掌握了吗？

首先，我们要记住："每个角落都可能有线索，每个声音都可能是呼救！"所以，每个人都要睁大眼睛、竖起耳朵，确保不放过任何一个细节哦！

接下来，我们要仔细搜寻伤者和遇难者的踪迹。找到他们后，我们还要将他们从危险中解救出来。

但是，千万别着急！在行动之前，我们要先给伤员们做个"全身检查"。数数他们有多少人，看看他们在哪里，再评估一下他们的伤势严不严重。而且，我们还要特别小心，不要漏掉任何一个伤员。

最后，还要提醒大家，如果遇到肇事者逃逸的情况，我们要记录下所有有用的信息，并尽快告诉救援人员。这样，我们才能保护大家的安全。

好啦，现在你们已经掌握救护现场的侦探守则了吧？记得要时刻保持警惕，用你们的智慧和勇气，去帮助每一个需要帮助的人。

⑳ 想知道院前应急救护体系的大秘密吗？

大家首先得记住急救号码——"120"。它在全国通用，无论你在哪里需要应急救护，只要拨打它，就会有人来救援。

不过，你知道吗？每个城市的"英雄团队"都有自己的组织方式。比如，上海的院前急救体系就相对独立，有自己的救护车辆、救护装备、急救医生、急救员等，上海市医疗急救中心负责统筹所有的呼救电话。

但上海市医疗急救中心可不是"孤军奋战"，它还有9个"小伙伴"，叫区医疗急救中心，帮忙分担任务，随时准备出发救援。

当有人拨打"120"急救电话时，电话会先直通到上海市医疗急救中心那里，然后一键转接到最合适的急救小队。而且，这些急救小队会根据患者的紧急情况来分级出动（图2-8）。

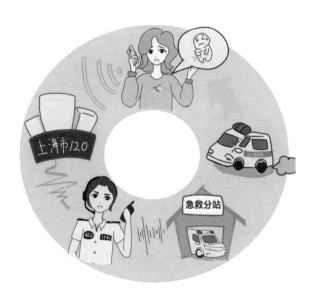

图2-8　急救车调派流程图

在救护车赶来之前，调度员还会成为"远程急救教练"，通过电话指导救助人怎么临时处理紧急情况。

所以，同学们，记住了吗？遇到紧急情况，别慌张，先拨打"120"，然后按照"远程急救教练"的指导做，等待专业的急救团队到来。这样，我们都能成为小小守护者啦！

㉑ 想知道什么时候需要呼叫"120"吗？

（1）意识不清。如果看到有人怎么叫都不醒，眼睛紧闭，其实已经出现了意识不清或昏迷，这时候就要赶紧拨打"120"。

（2）呼吸困难。有人突然大口大口喘气还说胸口好闷、好疼，这可能是心脏在紧急呼救，或是哮喘来袭。

（3）胸口痛。如果有人捂着胸口说疼，疼得像有火在烧，那可能是心绞痛或心肌梗死在作怪。

（4）血压"过山车"。血压太高或太低都不是好事，会出现头晕眼花、恶心呕吐。

（5）创伤。车祸、跌落，在现实中可是"大麻烦"。出血、骨折、头部受伤，这些都得让专业的团队来救援。

（6）中毒。不管是吃了奇怪的东西，还是吸了有毒气体，甚至是过量服药，身体都会有中毒反应。

（7）抽搐。如果有人突然抽搐，而且停不下来，那可能是身体在发信号。

记住,遇到这些情况,别犹豫,直接拨打"120",让专业的人做专业的事!此外,还有一些突发状况,如突发高热、剧烈头痛、严重烧伤或烫伤、危及生命的过敏反应等,也需要及时拨打"120"。

22 呼叫"120"的注意事项有哪些?

当你发现身边有人病情严重,别慌,赶紧拨打"120"急救电话(图 2-9)。如果在校园,你可能身边没有手机,一定要找老师、保安来帮忙。当与调度员通话时,记得要冷静、沉着,遵从"你问我答"的方式。

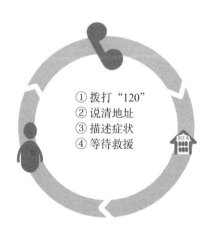

① 拨打"120"
② 说清地址
③ 描述症状
④ 等待救援

图 2-9 拨打"120"的注意事项

(1)保持冷静。情绪稳定有助于清晰、准确地报清现场地址、描述病情,为调度员提供有价值的线索。这样调度员才可尽快调派车辆并给予简单的应急处理指导。当情绪紧张时，可以做几次深呼吸，让自己冷静下来。

（2）提供准确的现场地址。这是最为关键的信息，包括街镇、路名、小区、楼号、单元号及门牌号等。如果事发地点在公路或高速路上，应说明具体位置和方向，以便急救人员迅速到达现场。如果地址有点拗口或是多音字，不妨告诉调度员怎么写，或者告知附近的标志性建筑，这样救护车就能更快找到伤员啦。

（3）病情描述。遵从调度员的问询，说明事发现场伤亡情况，如人数等。简要描述一下伤员的情况，如是否昏迷、抽搐，是不是胸痛，有没有反应，以及是否有外伤出血、呕吐、呼吸困难呢？这样调度员就能更准确地判断，并提供更合适的急救建议。

（4）保持电话畅通。确保电话畅通，以便急救人员随时与你取得联系。

（5）耐心等待。救护车到达需要一段时间，不少伤员或家属在等待一段时间后改变初衷，选择自行就医。此时应主动与调度中心联系，说明情况，以便让已出动的救护车执行新的抢救任务。不过，急性心肌梗死、脑卒中、急性心力衰竭、严重哮喘等患者不宜自行就医，处置不当有可能加重病情。

友情提醒：拨打"120"急救电话应持审慎态度，非紧急状态不能随意拨打。一方面会造成急救资源的浪费；另一方面可能会因有限的急救资源被无效占用，而使真正需要急救的伤员无法获得救治。

 紧急情况时，现场地址讲不清楚，该怎么办？

你们有没有遇到过这样的情况：拨打"120"时需要告诉调度员你的位置，结果现场地址说得云里雾里。别担心，今天我就来教你几招，让你秒变"定位达人"。

（1）找找周围的"大明星"——标志性建筑物。比如，你看到对面有个商场，那就赶紧说出来："我就在××商场旁边！"保证调度员一听就明白。

（2）智能手机来导航。智能手机可是个超级厉害的"向导"哦。打开那些地图 APP，它不仅能告诉你"你在这"，还能告诉你"往哪走"。

（3）别忘了你还有一群"活地图"——现场的其他人。看到路人甲、商店乙或公共场所的工作人员丙了吗？走过去，礼貌地问一句："请问，这里是什么地方？我该怎么告诉别人我的位置呢？"他们一定会很乐意帮你这个忙。

瞧，这么一来，你就能轻松搞定现场地址的问题啦！

应急救护知多少

1）救护车到达前可以这样做

如果伤员病情危重、有致命和致残危险，应主动询问调度员或救护车上的急救人员，接受指导，进行自救、互救，采取正确的急救措施，争取抢救时间。他们会进行简单的指导，你应认真倾听指令，根据现场条件和自身能力采取急救措施。

在专业急救人员到达前，可请他人到门外接应救护车，为急救人员引路，或事先预留好电梯，以节省时间。若楼道内堆积杂物较多，影响担架进出，则应予以清理。如果在夜晚，最好事先打开室外的照明灯。提前准备相应的住院物品，如身份证、病历卡、医保卡、银行卡等，以便及时办理相关手续。

2）急救号码的小秘密

有急救专线"120"，也有康复出院专线"962120"。

"120"主要用于急危重症患者的救治及转运，车辆配备有急救医疗设备和专业的医生，以应对各种突发病情，且可以使用医保报销医疗费用。

"962120"是上海医疗急救体系设立的康复出院专

线,主要用于非急救转运,如康复出院,费用不纳入医保报销范畴。在其他地区也有类似的非急救转运热线,可以寻求帮助。

　　3) 正确呼叫"120"的口诀

　　　　突遇重病心莫慌,迅速拨打"120"。

　　　　听从调度来指引,区域地址要讲清。

　　　　转接语音需耐心,挂断重拨不可行。

　　　　详述地址与病情,定位判断更精准。

　　　　调度反应快如电,派车驰援似飞箭。

　　　　电话通畅不中断,医生途中好沟通。

　　　　症状病史细描述,急救物品先备好。

　　　　等待时间贵如金,冷静应对护生命。

　　　　路遇蓝灯救护车,斜向避让显大度。

　　　　邻里路人齐助力,小区道口迎急救。

　　　　院前急救分秒争,医患信任是根本。

　　　　"120"非戏言事,生命通道要畅通。

　　4) 面对大批伤员,应急救护现场莫慌张

　　重大事故现场,往往有大量伤员等待救援,但是急救人员相对有限,救护车到达后,也很难一次护送救援。按照国际救助优先原则,需要使用简明检伤分类法。按照伤病员轻重缓急,以标记卡的形式,对伤者进行分类急救,主要分为红、黄、绿、黑四类(图2-10)。

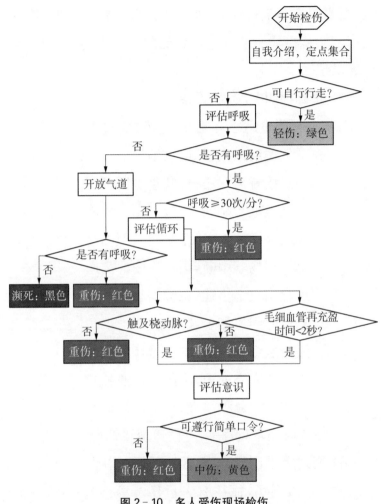

图 2 - 10　多人受伤现场检伤

5) 参加紧急救援后,也需要呵护心灵健康

经历过应急救护之后,救护者可能会出现各种心理反应,如兴奋、焦虑、急躁、失望、恐惧、自责等。救护者的心理也需要调整和恢复。

　　救护者在完成救护任务之后，应充分休息，可以与亲友、同事谈谈自己的感受，以减轻和消除在救护过程中产生的心理负担。必要时，可以找心理医生寻求帮助，有利于克服不良情绪和维护身心健康。

　　⚠ **特别提示**：在公共场所抢救伤员，最好有两人以上结伴，可以互相帮助，也可证明现场的情况。

第三课

突发急病莫要慌

 急救小故事

夜幕低垂，刚上高中的小明，正急匆匆地推着生病的同学往医院急诊室赶。到了急诊室，小明不禁感叹："哎呀，这急诊室门口的队伍可真长啊！"有咳嗽两周想开血常规检查的大叔，有血压不稳、在家自测血压 150/90 mmHg 的阿姨，有鼻塞、流鼻涕三天的 20 岁女生，有喝了酒的青年，有脸上过敏起皮疹一周想要来急诊输液的 40 岁大姐……大家都焦急地等待着。

小明一看这架势，心里直打鼓："这得等到啥时候啊？同学的病可等不起啊！"小明站在队伍的最后面，手里紧握着医保卡，心里直犯嘀咕："难道只能干等着吗？"他的眼中充满了迷茫和无助。他只能紧紧地抓住手中的医保卡,四处张望,试图找到一些线索。他不知道该做什么,该如何处理这种情况。

就在这时,一位护士看到小明焦急的神情和同学苍白的脸色,立刻走了过来。在得知小明的同学是胸痛后,她立刻启动了"绿色通道",安排了一系列检查,测量血压、心率等生命体征,马上又带着他做了心电图。前面那个喝了酒的青年一看这阵势,开始嚷嚷道:"为啥我先来的不先给我看? 你们后来的往后排!"但就在他准备发飙的时候,小明的同学突然倒下,呼吸、心搏都停了! 这可把青年吓得不轻,赶紧闭上了嘴。幸亏一旁的急诊医生和志愿者立刻对同学进行了心肺复苏等抢救,同学很快被推进了抢救室,马上给予电除颤。后来,同学被确诊为"病毒性心肌炎",因为抢救及时,才得以在一周后康复出院了。但是每当想起那天同学就诊时的情景,小明还是心有余悸,要不是有护士的及时分诊和医生的专业抢救,后果真是不堪设想。

你问我答

先救命,后治病。一句话来说,急诊室是救治急危重症、急性创伤的场所，抢救永远是第一位的。这也就意味着，急诊的诊疗顺序不会刻板地讲究先来后到，谁先治疗要根据疾病的轻重缓急来决定。因为一家医院的医疗资源是有限的，如果在你后面来的患者病情更危重，就会比你先治疗。

24 什么是突发疾病？学会应对突发疾病是否必要？

突发疾病就是那些突然发作、症状严重且需要立即医疗干预的疾病。比如心脏病发作、脑卒中、严重的过敏反应等。这些疾病来得快、危害大，可能在短时间内对生命造成威胁。所以我们要学会如何应对。

及时的急救措施可以稳定病情，防止病情恶化，而合理的医疗救治能最大限度地减轻病症，促进康复。因此，掌握基本的急救知识和技能，对于每个人来说都是必不可少的。

通过提高急救意识和普及急救知识，大众可以更加冷静、理智地应对突发疾病。这不仅有助于保护自己的健康和安全，还能在关键时刻为他人提供有效的帮助。

25 到达医院急诊后的就医步骤有哪些？

到达医院后，首先要做的就是快速评估病情，一般由预检护士完成。这通常需要结合患者自己的描述、陪同人员的补充及医护人员的初步检查来判断。准确的病情评估能帮助医护人员迅速确定就诊科室,为患者争取宝贵的救治时间。

接下来,要遵循就诊流程,包括挂号、登记、分诊等步骤。虽然这些步骤看起来有点复杂,但都是为了确保患者能得到及时、有效的医疗服务。所以,患者和陪同人员要积极配合医院的工作人员,按照流程操作。

(1) 在急诊情况下,医院会进行"急诊预检分诊"。预检分诊可以对急诊患者进行快速评估,并根据病情的急危重程度进行分级与分流。分诊级别按病情危急程度分为四级(表3-1)。

表3-1 急诊预检分诊分级

分诊级别	患者类型	措施
Ⅰ级	急危	立即予患者实施抢救,给予基础生命支持和高级生命支持
Ⅱ级	急重	10分钟内予患者提供紧急救治措施和能够影响患者临床结局的治疗措施
Ⅲ级	急症	快速予患者实施需要医疗资源支持的相关措施,如吸氧、心电图、快速补液等,快速评估及处置危重患者的潜在危险
Ⅳ级	亚急症或非急症	在合理应用医疗资源基础上,按急诊患者就诊顺序依次给予患者诊疗措施

Ⅰ级是急危患者,需要立即救治,比如正在或即将发生生命危险的患者。

Ⅱ级是急重患者,评估和救治往往同时进行,如病情危重或迅速恶化的患者。

Ⅲ级是急症患者,需要在短时间内得到救治,比如存在潜在生命危险的患者。

Ⅳ级是亚急症或非急症患者,如症状轻微或慢性的患者。

(2) 根据病情分级,将患者分到相对应的区域。根据病情轻重缓急,患者会被分到相对应的区域进行救治。比如,Ⅰ级患者会进入复苏区抢救,Ⅱ级患者需要进入抢救区,Ⅲ级患者在优先诊疗区候诊,Ⅳ级患者则在普通候诊区等待(图3-1)。

Ⅰ级患者即刻就诊,评估与救治同时进行,需采取挽救生命的干预措施。配置急诊最大的优势资源,具备一切完备的抢救应急装备。复苏区一般临近分诊台或距离急诊入口较近位置,可为急危重症患者的抢救和治疗争取时间。

Ⅱ级患者需要进入抢救区进行抢救、支持和诊疗。一般在10分钟内应诊,通常该类患者的评估和救治也是同时进行。

Ⅲ级患者在优先诊疗区进行候诊。此级别患者需

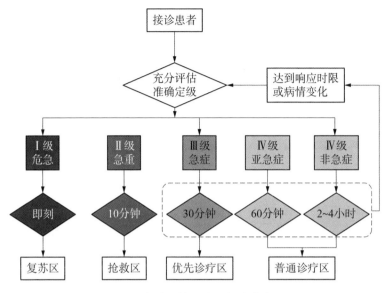

图3-1　急诊预检分诊四级分诊流程图

在特定区域候诊，并安排优先就诊。

Ⅳ级患者在非急症区候诊。患者候诊时间相对长（2～4小时）。特殊人群（如老年人、孕妇、儿童、免疫缺陷者、有心肺基础疾病者、残疾人等）可适当安排提前就诊。

（3）配合初步检查。在等待救治的过程中，患者可能需要进行一些初步检查，如心电图、血液检验、影像学检查等。这些检查是医院对患者进行全面诊断和治疗的重要环节。在检查过程中，患者要保持冷静、放松心态，并按照医护人员的指示进行相应的配合。同时，陪同人员也要给予患者必要的支持和鼓励。

总之,到达医院后,要积极配合医护人员的操作,按照医院的流程进行就医。这样才能确保患者得到及时、有效的医疗服务。

26 如何与医护人员有效沟通?

急诊预检分诊有两个重要原则:"以患者为中心"和"多方配合",这就十分注重沟通的效果。

1) 全面又快速地评估

急诊预检分诊的第一步就是充分评估。护士会用2~5分钟的时间,快速又准确地了解患者的病情。特别严重的患者,比如Ⅰ级、Ⅱ级的患者,要马上转到适合他们的科室进行治疗。评估的时候,护士会重点关注患者呼吸、循环和意识等方面,还要快速掌握患者的主要症状、生命体征等指标。评估的时候,要从最重的病开始排除,把可能致命的病放在最前面。评估的内容包括患者的基本信息、怎么来的医院、客观指标、目前的主要问题、症状、体征、病史、检查结果、初步的分级等。虽然评估不是为了确诊,但如果时间允许,也可以做一些简单的检查和测试。

(1) 患者和陪护人员的"小任务"。与医护人员沟通时,患者和陪护人员要尽可能清楚地描述症状,比如哪里疼、怎么疼、疼痛的程度、还有没有其他不舒服的地方。这样医护人员就能更快地判断病情,制订治疗方案。患者还可以提前准备好自己的病历和用药清单,这样可以让医生更加了解你的病情。

（2）别忘了说个人病史。个人病史对医护人员来说很重要,它能帮助他们更好地了解患者的健康状况和潜在风险,制订更合适的治疗方案。所以,患者要主动告诉医护人员自己的病史,比如以前得过什么病、对什么过敏、做过哪些手术等。

2) 准确分级,不耽误治疗

准确定级是急诊预检分诊的关键。评估的目的是把患者分成不同的级别,然后按照"危重患者优先"的原则来治疗。分级的准确性很重要,它关系到急诊服务的质量和患者的生命安全。所以,分级标准要科学、高效,分诊的医护人员也要有足够的专业素质和水平。

3) 明白治疗方案,积极配合

在治疗前,患者和家属要与医护人员充分沟通,了解治疗方案的目的、风险和预期效果。这样才能做出更明智的治疗决策,更好地积极配合医护人员的治疗。同时,医护人员也要耐心解答患者的疑问和担忧,确保患者充分了解治疗方案。

27 接受医疗检查和治疗时需要准备什么?

（1）心理准备。在接受医疗检查和治疗前,患者应当做好充分的心理准备。这包括保持冷静、乐观的心态,以及对可能出现的不适感和风险有合理的预期。做好心理准备,患者可以更好地应对治疗过程中的挑战和困难,提高治疗的依从性和效果。

（2）身体准备。患者应根据医护人员的指示,进行相应的身体准备,包括穿着宽松舒适的衣服、避免进食特定食物或药物等。身体准备有助于确保检查和治疗的准确性和安全性,减少不必要的风险和并发症。

（3）了解治疗流程。了解治疗流程和可能的风险也是患者做出决策的基础。因此,患者应当在治疗前向医护人员咨询并了解治疗的具体步骤、预期效果及可能出现的风险。通过了解治疗流程,患者可以更好地配合医护人员的工作,提高治疗的成功率和满意度。

知识链接

医院就诊须知

（1）遵守医院规定。在医院期间,患者和陪护人员应当遵守医院的各项规章制度,包括探视时间、病房管理、禁止吸烟等。遵守医院规定有助于维护医院的正常秩序和患者的安全,促进治疗的顺利进行。

（2）配合治疗和护理。患者需要积极配合医护人员的治疗和护理工作,包括按时服药、定期检查、合理饮食等。通过积极配合治疗和护理,患者可以更快地康复并减少并发症的发生。同时,医护人员也应当给予患者必要的指导和支持,确保治疗和护理的有效性。

（3）注意个人卫生。个人卫生是预防医院感染的重要措施之一。因此,患者应当注意个人卫生,包括勤洗手、避免接触污染物等。此外,患者还应当注意保持病房的整洁和通风,减少细菌滋生和病毒传播的风险。

医学检验在急救医学中的应用

急救小故事

同学们,你们知道医院里有一个很特别的科室吗?它就像一个神秘的侦察小队,藏身在医院中,大家只能通过玻璃窗看到他们忙碌的身影,那就是医学检验科。

某个周五的下午,一家医院的急诊室突然接收到一个紧急病例。王同学,一位初三的学生,在操场上突然昏倒,被老师和同学们紧急送往医院。

当王同学被推进急诊室时,他的脸色苍白,呼吸急促,显然情况不妙。急诊医生迅速对其进行了初步检查,但难以确定具体原因。这时,医生决定立即进行一系列医学检验,以便准确找出病因。

医学检验科的医生们迅速行动起来。他们熟练地抽取了王同学的血液样本,进行血常规、生化、凝血功能等多项检测。不久,医学检验结果陆续发出。检验医生发现,王同学的血糖值异常低,同时血液中淀粉酶的含量异常高。这些关键信息迅速被传递给急诊医生。

结合王同学的症状和医学检验结果,急诊医生判断王同学可能是急性胰腺炎导致的低血糖休克。于是,医生们立即采取了相应的急救措施,包括补充葡萄糖、使用抗生素等。王同学的症状逐渐得到缓解,他的脸色开始恢复红润,呼吸也变得平稳起来。看着王同学的生命体征逐渐平稳,急诊室内的所有人都松了一口气。

事后,王同学的家长感激地说:"真是太感谢你们了!如果不是你们准确找出病因,及时对症治疗,我儿子就有生命危险了。"

这个故事生动地展示了医学检验在急救工作中的重要作用。通过医学检验,医生们能够迅速、准确地找出病因,从而制订出针对性的治疗方案。在急救工作中,时间就是生命,而医学检验正是医生们争取时间的得力助手,它不仅提高了诊断的准确性,还为患者赢得了宝贵的救治时间。

医学检验科是医院里的"幕后英雄"。他们的工作间像是一个小小的堡垒，虽然不常与患者直接接触，但他们的每一项工作都关乎着患者的健康。他们每天拿着各种各样的样本，在机器前认真工作，就像侦察兵一样，细心搜寻着每一个线索。

如果把医院比作一个大战场，急诊的医生和护士们是冲锋陷阵的士兵，那么检验科的医生就像是那些收集情报的侦察兵。他们通过分析血液、尿液等样本，能够第一时间发现"敌情"，如病毒或细菌的存在，然后迅速将重要情报传递给急诊的医生和护士。

正是有了这些"侦察兵"的精准情报，医生和护士们才能更有针对性地制订"战斗"计划，帮助患者打败那些看不见的"敌人"。所以，医学检验虽然看起来神秘，但他们的工作却无比重要，是我们健康守护中不可或缺的一部分。

你问我答

28　血糖监测知多少？

同学们，你们知道吗？在我们的身体里，有一种叫做"血糖"的东西,它就像我们身体的小电池,给我们提供能量。但是,这个小电池的电量不能太低也不能太高,否则就会给身体带来麻烦。

如果血糖太低了,我们会感到头晕、无力,甚至可能晕倒。这就是低血糖的危害,所以我们要记得按时吃饭,不要让自己饿肚子。

而血糖太高,会让我们的身体出现很多问题,比如口渴、多尿、视物模糊等。长期高血糖还可能引发更严重的疾病,所以我们不要摄入太多甜食和高糖饮料。

那么,怎样才能知道血糖是否正常呢?这就需要用到血糖监测,它能帮我们探测出身体里的血糖水平。通过血糖监测,我们可以及时了解自己的血糖情况,然后调整饮食和治疗方案,让身体保持最佳状态。

1) 什么是低血糖

简单来说,就是你的血糖降得太低。这种情况可能有很多原因,比如说,你可能跳了一整天的舞没吃饭。

身体健康的同学们,如果你们的血糖降到了 2.8 mmol/L 以下,那就是低血糖啦。但如果你有糖尿病,血糖低于 3.9 mmol/L 也算是低血糖。别看低血糖听起来好像不如高血糖那么吓人,但其实它的危害也是相当大的,说不定比高血糖还要凶猛。

当你低血糖的时候,你可能会感觉心跳得像要蹦出来一样,手心出汗,头晕目眩,手也会不停地颤抖,肚子里"咕噜咕噜"叫个不停。更糟糕的是,低血糖有时还会影响你的大脑,让人感觉迷糊,严重的话,甚至会抽搐或昏迷(图4-1)。如果低血糖持续时间太长或太严重,可能会导致大脑永久损伤,甚至会有生命危险。

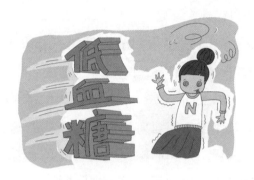

图4-1 低血糖

那么,如果我们自己或身边的小伙伴低血糖了,该怎么办呢?别着急,这里有个小秘籍。首先,找个安全的地方坐下来,免得摇摇晃晃而摔倒。其次,喝点糖水或含糖饮料,吃点糖果、饼干之类的零食,给身体加点能量。如果症状很严重,比如开始眼皮打架、身体抽搐,那就得赶紧拨打"120"求救啦!在等待救援的时候,记得将头歪向一边,保持呼吸顺畅。还可以在嘴里涂点蜂蜜或葡萄糖凝胶,但千万别喂食物和水,不然可能会呛到气管里,那可就麻烦大了。当然啦,低血糖急救最厉害的方法还是直接向静脉注射葡萄糖。

所以呀，小伙伴们，低血糖十分狡猾，咱们得时刻保持警惕。一旦感觉不对劲儿，赶紧找身边的人帮忙，别害羞，身体健康才是最重要的。记住啦，有任何不舒服都要及时寻求帮助。

2) 什么是高血糖昏迷

我们的身体就像一座城市，而血糖如同城市里的电力供应。如果电力供应过高，电线就会过载，可能会导致整个城市陷入混乱。这就是高血糖的情况，血糖水平太高，身体就承受不住了。

高血糖昏迷，就像是电力过载导致城市突然停电一样。当我们的血糖水平过高时，身体就会出现问题，可能会导致我们突然昏迷。这是一个很危险的情况，需要及时得到医疗救助。

那么，怎样避免高血糖昏迷呢？首先，我们要注意自己的饮食习惯，不要摄入太多甜食和高糖饮料。其次，要定期做体检，了解自己的血糖水平。最后，要多做运动，保持身体健康。

记住，高血糖昏迷虽然听起来可怕，但只要我们保持健康的生活方式，就可以远离它。

3) 中小学生如何保持血糖稳定

中小学生保持血糖稳定其实并不难，只需记住几个简单法则。首先，别做"小糖人"，尽量少吃甜食和少喝高糖饮料，选择水果和坚果作为健康零食。虽然糖果、巧克力、甜饮料这些"甜蜜的诱惑"让人欲罢不能，但它们可是"隐形杀手"。要想血糖稳稳当当，就得学会抵制这些高糖食品的诱惑。当然啦，我们也不是要你完全跟甜食说拜拜，可以选择一些低糖或无糖的零食，比如低糖酸奶、无糖饼干，既能满足口腹之欲，又不会让血糖飙升。我们还要运动起来，让身体里的糖分充分"燃烧"，这样血糖就不会捣乱啦。我们可以选择跑步、跳绳、打篮球，或者跟小伙伴们一起做些有趣的游戏。早睡早起身体好，规律作息也能让血糖更听话。瞧，保持血糖稳定就这么简单，轻松愉快地做个"健康小达人"吧！

29 炎症检测知多少？

人体里面各个器官配合默契，每天都忙碌而有序地工作着。但就像故事里的王国有时会遭到袭击，我们的身体偶尔也会碰到不请自来的"捣蛋鬼"，它们就是让人头疼的感染，也叫炎症。这些"捣蛋鬼"里面，最常出没的就是病毒和细菌。不过，别担心，我们的身体有超级强大的免疫系统，时刻准备着迎战这些"入侵者"，保卫我们的健康。

1) 如何知道炎症又来"捣蛋"了

首先,我们有温度计,也就是体温计。这家伙能迅速发现你体内的"热度",一旦炎症小火苗点燃,它就会"嘟嘟"报警,提醒你:"喂,你得注意点哦,身体里好像有情况!"

其次,我们有血液检查,通过验血来寻找炎症的蛛丝马迹。只需要一点点血,它就能分析出你体内是否有"坏分子"在作祟。

还有触诊,就是医生们用手轻轻按压你身体某些部位。如果哪里一按就疼得哇哇叫,那可能就是炎症的藏身之处。

最后还有影像,就是那些 X 线、CT 之类的检查,它们像透视眼一样,能把你身体里的每一个角落都看得清清楚楚。炎症想躲?没门儿!

2) 儿童为什么也要做尿液检查

泌尿道感染其实是细菌在捣乱,它们会偷偷溜进我们的泌尿道里,然后搞破坏。

泌尿道就像我们身体里的"下水道",包括上部分(肾脏和输尿管)和下部分(膀胱和尿道)。细菌通常会从这些"下水道"的入口,也就是尿道,开始它们的"侵略之旅"。

怎么知道自己有没有被细菌感染呢?其实,做个尿常规检查就能发现线索。比如说，如果检查结果里白细胞酯酶是阳性，或者显微镜下看到白细胞数量太多，又或者亚硝酸盐是阳性，那就可能是泌尿道感染了。如果医生能从我们的尿液里培养出细菌，那就能确诊，然后医生就可以对症下药，帮我们赶走细菌啦！

所以，如果感觉小便的时候不舒服，或者有其他奇怪的感觉，一定要及时告诉家长或老师，然后去医院看医生。这样，我们就能早点发现感染，早点把它赶走，保持我们的身体健康。

3) 粪便化验有那么重要吗

说到"便便"，可能大家会觉得有点尴尬，但是它真的很重要。虽然粪便有时候很臭，有时候还会拉不出来，但是它携带了很多我们身体的"小秘密"。

你们知道吗，便检就像消化道疾病的"魔镜"。通过它，医生可以了解消化道有没有发炎、出血或被寄生虫"占领"。这样，医生就能对消化系统的问题有个初步的了解啦。

便检都要检查些什么呢？其实就是要看看粪便的颜色、形状，里面有没有红细胞、白细胞，有没有寄生虫或它们的卵。

虽然提到粪便可能会让人感到不好意思，但是我们还是要积极参与便检。便检就像一个"照妖镜"和"报警器",能帮我们提前发现身体的小问题。下次去医院,不要害怕便检哦,它可是保护我们健康的小卫士呢!

㉚ 过敏知多少?

春天到了,花儿绽放,可是有些同学却在这个时候不停打喷嚏、流鼻涕。还有些同学,一吃到鱼虾,肚子就开始痛,皮肤也起了红疹。甚至有的同学,一碰到冷空气,就开始咳嗽。这些奇怪的反应,多半是过敏(图4-2)。

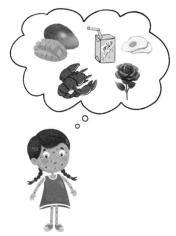

图4-2 过敏反应

1) 什么是过敏原检测

简单来说,过敏原就是那些能让我们身体出现过敏反应的物质。它们有时候真的很调皮,总是想方设法地"捉弄"我们的身体。

说起这过敏原,种类可真的不少。常见的过敏原有2 000~3 000种,医学书中记载的过敏原更是接近2万种。

这些过敏原会通过各种方式进入我们的身体,比如被我们吸进去、吃进去,或者直接碰到我们的皮肤。然后,它们就让我们出现过敏的症状,比如打喷嚏、流鼻涕、皮肤痒等。

那么,我们怎么才能知道是哪些过敏原在"捣蛋"呢？这时候,医生们就会拿出他们的"法宝"——过敏原检测。这个检测可以帮助我们找出那些隐藏的过敏原。

过敏原检测的方法有好几种,比如抽血、点刺、斑贴和皮试。其中,抽血检测是最常规的方法之一。医生们会检查我们身体里的特异性免疫球蛋白——IgE 和IgG,它们专门负责对付那些过敏原。

所以,如果我们觉得自己可能对某些东西过敏,就可以去医院做个过敏原检测,然后尽量避免接触这些过敏原,让我们的身体保持健康的状态！

2) 为什么要检测过敏原

过敏原检测就像是被医生请来的聪明侦探,帮助我们找出这些"捣蛋鬼"是谁。一旦我们知道了是哪些过敏原在作怪,我们就可以采取措施把它们拒之门外,比如,换个环境、避免吃某些食物,或者做好防护措施。

这样,我们的身体就能恢复健康。不再受过敏的困扰。

3) 哪些人应进行过敏原检测

首先,就是那些经常打喷嚏、流鼻涕,却不知道为什么的小伙伴们,你们可能就是"过敏原因不明患者"。这个检测能帮我们找到那个让我们不舒服的"真凶"。

其次,有没有小伙伴皮肤上总是痒痒的,容易起湿疹、荨麻疹,或者有哮喘?这个检测你们一定要做哦。

还有,如果我们的爸爸妈妈是过敏体质的话,那我们也可能需要做个检测,看看自己是不是也遗传了这个特点呢?

另外,有些小朋友可能总是觉得皮肤痒、呼吸困难或肚子不舒服,去医院也查不出原因。这时候,过敏原筛查检测可以帮我们找出真相。

4) 为什么过敏性症状明显,而检测结果却显示正常

小朋友们,你们有没有遇到过这样的情况:明明感觉身体有过敏的反应,比如打喷嚏、流鼻涕或者身上痒,但去医院做过敏原检测时,结果却显示一切正常?这可能会让你们感到困惑,对吧?其实,这背后有几个小秘密哦!

你们知道医院通常是怎么检测过敏的吗?他们主要是检查 IgE 抗体。这种抗体只和速发型过敏反应有关,也就是我们常说的 I 型过敏反应。但是,过敏其实还有其他几种类型。如果你们的过敏不是这种 I 型反应,那么检测 IgE 抗体可能就会显示正常。这时候,医

生可能还需要检查另一种抗体,叫 IgG 抗体。所以,如果条件允许的话,最好是两种抗体都检查一下,这样就能更准确地找到过敏原。

另外,世界上的物质有成千上万种,而医院检测的只是其中几种常见的、容易引起过敏的物质。有可能你们刚好对那些不太常见的物质过敏,而医院没有检测到,这就像是在大海里捞针一样,有时候会漏掉那个"真凶"。所以,我们看待检测结果时也要理性。

5) 如果食入性过敏原阳性,显示过敏的食物还能吃吗

首先,如果检测出来的是食入性 IgG 阳性,这通常意味着你的身体对这些食物已经有所"认识",可能是因为你经常吃它们。这种反应大多是由肠道里的一些小细胞产生的,它们会"记住"这些食物,并在你下次吃时做出反应。

但即使检测结果显示阳性,也并不意味着你必须完全放弃这些食物。如果你的身体没有出现明显的过敏症状,比如肚子疼、腹泻或皮肤发红,那么你仍然可以适量地食入这些食物。

当然啦,如果你吃了这些食物后感觉不舒服,那就应该听从身体的"信号",避免摄入它们。

③1 抽血知多少？

每一个小孩都是爸爸妈妈的珍宝，他们在成长的旅途中总是满怀好奇，探索着未知的世界。然而，成长的道路上偶尔也会响起生病的小插曲。

一踏入医院的大门，医生们就像敏锐的侦探，致力于揭开疾病的面纱，找出让孩子不适的"元凶"。在这个过程中，他们可能会召唤一些助手，例如检验科医生，通过抽血化验，来为诊断提供确凿的证据（图4-3）。虽然抽血会带来些许疼痛，但一想到能够迅速恢复健康，重新变回那个活力四射、无忧无虑的孩子，这点小小的挑战又算得了什么呢？

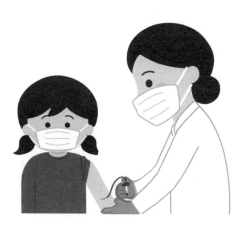

图4-3 抽血场景

1) 儿童体检采血需要空腹吗

当我们需要进行一些特定的检查,比如看看肝功能怎么样,或者查查血糖、血脂高不高,或者做腹部超声检查,医生会告诉我们需要空腹。这是为什么呢? 因为这些检查需要我们的身体处在一个"原始状态",不受食物的影响,才能得到最准确的结果。

需要空腹检查的前一天晚上 10 点以后,我们就要管住自己的嘴巴,不要吃东西,也不要喝饮料了。但是,如果口渴的话,可以喝一点点温开水,保持口腔和身体的舒适。

还有,为了避免抽完血后头晕、低血糖,家长们可准备一些食物或糖块,抽完血就可以给孩子补充能量。

2) 要采静脉血还是末梢血

生活中,有些家长可能会觉得,采手指血应该会比较不痛吧? 其实,手指上的神经非常敏感,虽然看起来只是轻轻扎一下,但可能会比采静脉血还要疼一些。

而且,采静脉血其实并没有大家想象的那么可怕。虽然看起来采血量比较多,针扎得比较深,但实际上,采静脉血的疼痛感要比采手指血轻得多。

再者,如果我们需要做很多项检查的话,末梢血的量可能就不够用了。所以,一般只有在做血常规、C 反应蛋白、血清淀粉样蛋白 A 和呼吸道病原体抗体快速检测的时候,医生才会选择采集手指血。

所以不要害怕采静脉血。它是帮助我们了解身体状况的重要方式。

3) 医院化验时,采这么多血会导致贫血吗

其实,我们人类的身体里有很多血液在流动。这些血液占我们体重的 6%～8%。如果一个小朋友体重为 10 kg,那他身体里就有大约 700 ml 的血液呢。

有时候,医生会需要抽取我们的血液去做化验,这样可以帮助他们更好地了解我们的身体状况。但是,很多小朋友或家长可能会担心,采这么多血会不会导致贫血呢?

其实,大家不用担心。因为医生通常只会抽取很少的血液,大概只有 1～5 ml,这对我们身体里的总血液量来说,真的是九牛一毛。而且,我们的身体还会自动调整,把储存起来的血液调动到血液循环中去,弥补被抽走的那一部分。

所以,医院化验采血并不会导致我们贫血,大家可以放心啦。

4) 采血后胳膊出现淤青怎么办

哈哈,采血后胳膊出现淤青可是个"小插曲"。不过别担心,这就告诉大家怎么办。

采血完毕后,我们要记得用无菌棉签或棉球轻轻按

压采血点 5～10 分钟，这样可以帮助止血并减少出现淤青的可能。采血当天，你可以正常地洗手、洗澡，但是不要长时间浸泡伤口，更不要挤压它，不然淤青可能会更严重。

如果采血后胳膊出现了淤青，很可能是因为按压不当导致的。按压时间太短，就会淤青。这时候，大家可别误以为是采血技术的问题，其实正确的按压手法也是非常重要。

那么，胳膊出现淤青了怎么办呢？别慌张，我们可以先尝试冰敷一下，这样可以帮助止血和减轻肿胀。出现淤青 48 小时后才可以热敷，这样可以帮助淤青更快地消散。一般来说，淤青会在大约 1 周内逐渐消退的。

所以采血后胳膊出现淤青并不是什么大问题，只要我们处理得当，很快就会恢复正常。记得要好好保护自己的伤口。

5) 能不能用创可贴或医用胶布来按压抽血穿刺点

抽血后，我们不建议用创可贴或医用胶布来按压抽血穿刺点。

首先，我们得明白，抽血后的穿刺点是个"小伤口"，需要好好照顾。当我们用无菌棉球加压按压时，可以给这个"小伤口"足够的压力，帮助它快速止血，这样就不容易形成血肿,也不会那么疼。

其次,如果我们用创可贴或医用胶布来按压,它们可能没有足够的压力去帮助止血。这样可能会导致血管内压力突然增加,形成血肿,这可是会让我们感到不舒服。

所以为了让我们的身体更快地恢复,还是用无菌棉球加压按压穿刺点吧!

6) 发现真空采血管里有东西,是不合格产品吗

亲爱的同学们,你们有没有注意到,采血的时候,那些五颜六色的采血管里面好像有些东西呢? 有的像液体,有的像灰尘,还有的像果冻。

你们可能会想:"哎呀,这是不是不合格的产品呀?"其实不是的。这些东西是采血时必须要添加的物质,它们是为了帮助医生更好地进行血液检测。

医院里不同的检测项目需要不同的标本类型,所以采血管里会添加不同的物质。比如,紫色的试管通常用来做血常规检测,它里面涂了一种叫乙二胺四乙酸(EDTA)的抗凝剂,这样可以让血液不凝固,方便检测。而黑色和蓝色的试管用于红细胞沉降率和凝血功能检测,它们里面装的是柠檬酸钠或枸橼酸钠液体。金黄色的试管则用于生化、免疫等血清检查,它里面装的是分离胶促凝剂。

所以我们不用怀疑这些试管的质量，更不要好奇去打开盖子看里面的东西。这些都是科学家们精心设计的，是为了帮助我们更准确地了解自己的身体状况。大家放心好啦。

7）我的血看起来很"黑"，是中毒很深或病入膏肓吗

大家有没有在静脉采血的时候，看到自己的血是"黑色"的，然后就开始胡思乱想，以为自己"中毒"很深或病得很重呢？其实，这是个误会。

我们肉眼看到的血液是红色的，是因为血液中含有血红蛋白。动脉血里的氧合血红蛋白含量高，所以看起来是鲜红色的。但是静脉血里的氧含量低，还原血红蛋白含量高，就会呈现暗红色，也就是我们说的"黑"血。

因为大多数的检验项目都是化验静脉血，所以我们看到的血液标本通常是暗红色的。但这并不意味着我们体内有毒素或病得很重。所以，看到自己的"黑"血，不用过于担心，它只是告诉我们血液中的氧含量比较低而已。

记住，身体的健康状况不是通过血液的颜色来判断的，而是需要科学的检查和医生的诊断。所以，如果担心自己的身体状况，最好还是去医院，做个全面的检查。

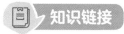

血型知识"对对碰"

日常生活中，我们总能听到一些有趣的血型小故事。有人说："哎呀，我是 O 型血，怎么就这么招蚊子喜欢呢？"还有人得意地说："哈哈，我是 O 型血，这可是万能血哦！"有的同学还会好奇地问："我的血型会变吗？"甚至有的同学听到爸妈都是 A 型血，自己却是 O 型血，开始怀疑："难道我不是爸妈亲生的？我是从天上掉下来的？"别着急，今天我们就来一起揭开血型的神秘面纱，看看这背后到底有哪些有趣的故事。

1) 什么是血型

血型其实就是我们身体里的一种特殊标记，就像每个人的身份证一样独特。这些标记在血细胞表面上，被称为血型抗原。

你知道吗？人类目前已经发现了 26 个血型系统，有 400 多种血型抗原哦！比如，我们常听到的 ABO 血型系统、Rh 血型系统等，它们都是血型系统的一种。

在这些血型系统中，ABO 血型系统和 Rh 血型系统是最为重要的。医院里检验血型时，经常会用到这两个标准。所以，当我们说"血型"时，通常指的就是这两个系统。

2) 什么是 ABO 血型系统

ABO 血型系统，就像是我们身体里的红细胞带着不同的"小标签"，这些"小标签"就是抗原物质。根据红细胞上带的不同标签，我们可以把血型分为 A 型、B 型、AB 型和 O 型四种(图 4-4)。

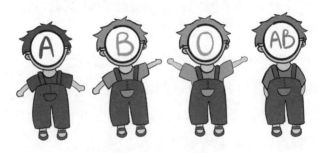

图 4-4　ABO 血型系统

如果红细胞上带着 A 抗原，那就是 A 型血。这时候，我们的身体里就会产生一种叫抗 B 抗体的东西，它就像是小卫士一样，保护我们的身体不受到 B 型血的"侵犯"。

同样地，如果红细胞上带着 B 抗原，那就是 B 型血。这时候，我们的身体里会产生抗 A 抗体。

如果红细胞上没有 A 和 B 抗原呢? 那就是 O 型血。O 型血的同学们，你们的身体里既有抗 A 抗体，也有抗 B 抗体!

最后，如果红细胞上既有 A 抗原又有 B 抗原，那就是 AB 型血。这时候，我们的身体里就没有抗 A 抗体和抗 B 抗体。

此外，A、B、O 型血还可以细分为不同的亚型，这就像我们每个人都有自己独特的个性一样。如果你们感兴趣，可以进一步去了解。

3) 什么是 Rh 血型系统

你们听说过"熊猫血"吗？这个神秘血型就是 Rh 血型系统。

首先，Rh 这个名字其实来源于恒河猴（rhesus macacus），科学家们取了它名字的前两个字母来命名这个血型系统。Rh 血型系统里一共有 54 个抗原，但是在医院里，医生们最常关注的只有 5 个，它们分别是 C、c、D、E、e。

在输血的时候，D 抗原是个特别重要的角色。如果红细胞上有 D 抗原，我们就说这是 Rh 阳性血；如果没有，那就是 Rh 阴性血。说到 Rh 阴性血，那可真是稀有中的稀有，就像大熊猫一样珍贵，所以我们称它为"熊猫血"。

如果你的血型是"熊猫血"，那你就像是大熊猫一样，成了需要特别保护的"珍稀物种"。不过，无论是哪种血型，每个人都是独一无二的，都有自己独特的价值。

4) 血型会遗传吗

血型其实是遗传的。就像你从爸爸妈妈那里继承了眼睛的颜色或头发的卷曲度一样，血型也是从他们那里"继承"来的哦！

ABO 血型是由 A、B、O 这三个基因来控制的，决定了我们的血型。这些基因在我们的第 9 对染色体上。

每个人都有两个这样的基因，它们可以是 AA、AO、BO、BB、AB 或 OO 这样的组合。

而 Rh 血型系统的基因则住在第 1 对染色体上。只有当爸爸妈妈都有 Rh 阴性基因，并且同时传给孩子时，孩子才会表现出 Rh 阴性。如果爸爸妈妈中有一个是 Rh 阳性，那么孩子成为 Rh 阳性的机会就会变大。

所以，血型真是个很神奇的东西，它不仅仅是我们身体的一部分，还隐藏着遗传的秘密。

5) 血型会变化吗

血型其实就像我们的身份证一样，是由爸爸妈妈的遗传物质决定的，一旦确定就基本不会变了。就像你种下一颗瓜的种子，长出来肯定是瓜，不会是豆子。

但是，有时候血型也会悄悄改变一下。比如说，小宝宝们刚出生时，他们的血型抗体还没完全形成，所以血型可能会有点变化。老年人的红细胞抗原性可能会减弱，血型也可能会有所变化。甚至，如果我们身体里红细胞系统的基因发生了改变,或者输入了大量某种特殊的药物,血型也可能会暂时改变。

不过,这些情况都是比较少见的。大多数情况下,我们的血型还是和出生时一样,像一张不会变的身份证。所以,同学们不用担心,你们的血型基本上是稳定不变的。

6) 什么血型更招蚊子

你们有没有听过这样的说法:某种血型的人更容易招蚊子?其实,这是个误会。招不招蚊子和血型是没有关系的。

那么,蚊子是怎么选择"目标"的呢?原来,蚊子是靠感知我们的体表温度和身体周围二氧化碳的浓度来寻找目标的。体温高的人和身体周围二氧化碳浓度高的人,更容易吸引蚊子。比如说,有些同学代谢快,容易出汗,这样身体周围的二氧化碳浓度就会变高,也就更容易招蚊子了。

所以,想要避免蚊子的"骚扰",我们可以试着降低体表温度和减少身体周围的二氧化碳浓度,比如穿轻薄透气的衣服,避免剧烈运动导致大量出汗等。

7) O型血真的是万能血吗

以前,人们曾经认为O型血是万能血,可以输给任何人。但是,随着医学的发展,科学家们发现这其实是一个大大的误会。

O 型血的血清里藏着一些小秘密——抗 A 抗体和抗 B 抗体。这些抗体会去寻找和它们不匹配的"标签"。

比如,给 A 型血的人输了 O 型血,那些抗 A 抗体就会和 A 型血红细胞表面的 A 抗原"打起来",严重的话还会引发溶血反应,让身体"罢工"。

所以,现在医院输血都是按照"同型输血"的原则来的。在紧急情况下,也可以采用相容性输注。

记住啦,O 型血不是万能的。

心肺复苏怎么做

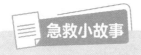

　　大都市每天都上演着各种意外,但学生小龙的这次经历,绝对是个惊心动魄的大冒险!

　　那天,小龙像往常一样,在校园的体育场上训练跑步。可谁也没料到,就在他正准备冲刺加速跑的时候,突然,他身体一软,倒在了地上,呼吸都停了。附近训练的同学吓了一大跳,有过急救培训的小伙伴,立马拿起电话,拨打了"120"。

　　上海市某区的急救队伍,只用了6分钟就"飞"到了现场。他们看到小龙躺在地上,脸色苍白得像纸一样,一点反应都没有。但急救人员身经百战,他们立刻化身成了生命的守护者。他们用力地按压小龙的胸口,同时,他们还用了AED。

终于，在紧张的 7 分钟后，小龙的心搏开始恢复了，呼吸也恢复了。大家悬着的心终于放了下来。急救人员迅速把小龙送到了医院。

不久后，小龙就康复出院了。这次经历，同学们都深深感受到了生命的脆弱和珍贵。附近小伙伴的迅速反应、急救人员的专业操作及医护人员的精心治疗，都是小龙康复的重要条件。

这就是生活，虽然充满了未知和惊险，但只要我们齐心协力，就能创造出更多的奇迹。

你问我答

心搏骤停是医学上最危急的情况之一，表现为心搏突然停止，患者对刺激无反应、无脉搏、无自主呼吸或仅有濒死喘息等，如不能得到及时有效的救治，常致即刻死亡。许多患者因未得到复苏抢救而丧失生命或过早离世。

心肺复苏（CPR）是提高心搏骤停后生存机会的急救措施。实施心肺复苏的关键在于尽早识别心搏骤停患者，并迅速果断地采取行动。院外急救生命链的前三环是现场急救的关键，包括尽早启动应急反应系统（拨打"120"）、高质量胸外按压、尽早除颤（图 5 - 1）。

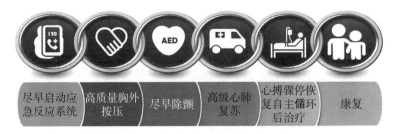

图 5-1 院外心搏骤停急救生存链

㉜ 什么是心肺复苏？

心肺复苏，听起来可能有点专业，但其实它是我们生活中遇到紧急情况时的救命技能。简单来说，它就是用手或简单的设备，帮助那些突然停止呼吸或心跳的人重新"活"过来。

心肺复苏有三步，就像是一个简单的舞蹈动作组合，我们称之为"C-A-B"。第一步"C"（circulation），是胸外按压，帮助心脏重新跳动；第二步"A"（airway），是开放气道，用压额头、抬下巴的方式，让患者更容易呼吸；最后一步"B"（breath），是人工呼吸，给患者送去生命的空气。

不过，这里有个小技巧！对于一般患者，我们通常是先"C"再"A"后"B"，但对于溺水者，我们可以先"A"再"B"后"C"，因为先确保他们的气道畅通更重要。

所以，记住这个简单的"C-A-B"或"A-B-C"，在关键时刻，它可能会成为救命稻草！

33 心肺复苏流程是什么?

随着研究的深入,心肺复苏理论逐渐趋于成熟,其技能的细节和流程更趋于合理,然而要将心肺复苏的潜能充分发挥出来,还面临诸多困难。现场心肺复苏有通用流程,但急救现场相对复杂,救护者承受巨大压力,需要经常反复操练。并不是所有流程在救护现场都必须做到,技术的关键是高质量的胸外按压。

第一步,判断现场环境,确保现场对救护者和患者均是安全的。这是一种安全意识,并非心肺复苏的标准化动作(图5-2)。

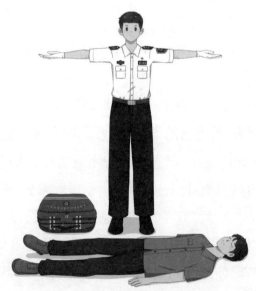

图5-2 评估环境安全

　　第二步,判断患者的反应。采取轻拍患者双肩的方式,大声呼唤:"你怎么了? 能听到我说话吗?"如果患者没有任何肢体动作或眼神交流,即为无反应(图5-3)。

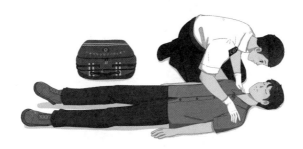

图5-3　评估患者反应

　　第三步,评估患者的呼吸(不超过10秒)。评估患者的呼吸,以便尽早开始进行心肺复苏。非专业急救人员,可以不判断患者脉搏(图5-4)。

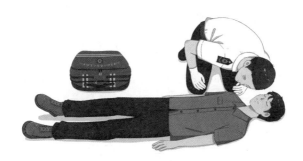

图5-4　评估患者的呼吸

　　第四步,如患者没有呼吸或无正常呼吸,立即启动应急反应系统,可指定他人协助拨打"120"急救电话

（图5-5），并取来 AED。如果现场只有施救者一人，可将电话调至免提状态。

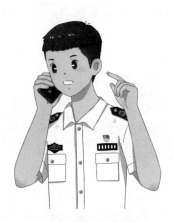

图5-5　启动应急反应系统

第五步，进行高质量心肺复苏。包括胸外按压、开放气道、人工呼吸。心搏骤停时，全身的血液循环会停止，迅速开始有效的胸外按压（图5-6）是心搏骤停复苏的基础。因为有效的胸外按压可以为心脏、大脑等重要脏器提供血液，进而提升患者存活的机会。为了使按压达到理想的效果，应将患者以仰卧位放置在坚硬平坦的地面或木板床上，施救人员跪在一侧。一般胸外按压连续做30次，开放气道后给予人工呼吸2次（图5-7），每做5组（30次胸外按压和2次人工呼吸为一组）再次评估患者的意识、脉搏和呼吸。

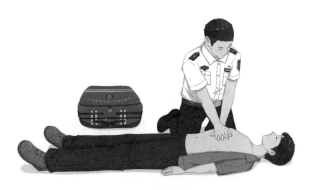

图 5-6　胸外按压

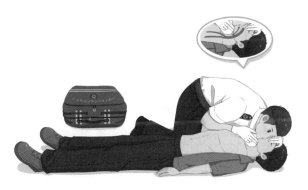

图 5-7　人工呼吸

　　第六步，尽早使用 AED。如果 AED 检测到可电击心律，立即给予一次电除颤（图 5-8）。除颤后继续胸外按压，直到 AED 提示进行心律检查，约每 2 分钟进行一次。如果 AED 检测到不可电击心律，则继续进行高质量心肺复苏，直到 AED 提示进行心律检查，大约每 2 分钟进行一次。

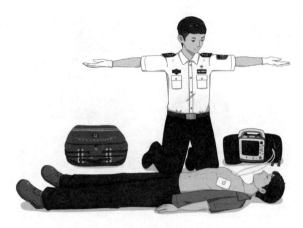

图 5-8 尽早电除颤

第七步，如果患者出现反应，胸外按压即可停止，并将患者放置为恢复体位，即头偏向一侧的侧卧位。

心肺复苏的步骤相对较多，但可以简化为评估伤员无反应、立即拨打急救电话、单纯高质量胸外按压、尽早使用 AED。

34 **如何正确判断患者是否有意识及呼吸?**

（1）判断意识。采用"轻拍重唤"的方法判断患者有无反应，施救者蹲在患者身边，用双手轻拍患者的双肩，并俯身在其两侧耳边大声呼唤，观察患者是否有反应。如果是婴儿，用手指轻弹或拍其足底部，并同时呼唤："醒一醒，醒一醒。"（当然，在校园，我们可能不会遇到小婴儿，但我们要掌握）。

（2）判断呼吸。采用"一听、二看、三感觉"的方法检查患者是否有呼吸，检查时间约 10 秒。施救者将耳朵贴近患者口鼻，一听，有无呼吸声；二看，患者的胸、腹部有无起伏；三感觉，用面颊感受患者呼出的气流。

㉟　如何进行高质量胸外按压? ·······

在校园里，遇到同学在没有接触的情况下突然跌倒，"静止不动"，呼吸也不正常了，这时候，咱们就要考虑他出现了心搏骤停，立即胸外按压。

1）对成人胸外按压的方法

（1）按压位置。胸部正中，两乳头连线中点（胸骨下半部）。

（2）按压方法。施救者一手掌根紧贴在患者胸壁，双手十指相扣，掌根重叠，双上肢伸直，上半身前倾，用上半身的力量垂直向下按压，确保每次按压的方向与胸骨垂直，按压与放松比大致相等。

（3）按压深度为 5～6 cm。

（4）按压频率为 100～120 次/分。

高质量的胸外按压口诀：重重压（按压深度达到 5 cm，约一张身份证的宽度）、快快压（按压速率约每秒 2 次）、全回弹（保证每次按压后胸廓完全恢复原状）、莫中断（尽量减少胸外按压的中断）。（图 5-9）

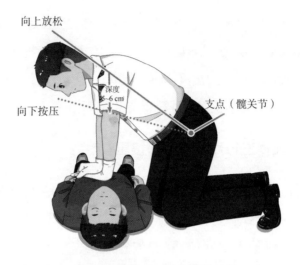

向上放松

向下按压

深度
5~6 cm

支点（髋关节）

图 5-9　对成人胸外按压的正确姿势与着力点

2）对儿童或体型较小的学生胸外按压

（1）按压位置。胸部正中，两乳头连线中点（胸骨下半部）。

（2）按压方法。施救者一手掌根紧贴在患者胸壁，双手十指相扣，掌根重叠，双上肢伸直，上半身前倾，用上半身的力量垂直向下按压，确保每次按压的方向与胸骨垂直，按压与放松比大致相等。

（3）按压深度至少为胸廓前后径的三分之一（约5 cm）。

（4）按压频率为 100～120 次/分。

提示：对于较小的儿童，单手按压即可达到预期的按压深度。保证每次按压后胸廓完全恢复原状。尽量减少胸外按压的中断。

36　如何进行开放气道？

1) 仰头提颏法

（1）将一只手放在患者的额头上，用手掌推动，使头部后仰。

（2）将另一只手的手指放在靠近颏的下颌骨下方。

（3）提起下颌，使颏上抬，一般用两指抬起下巴的骨性标志物上（图5－10）。

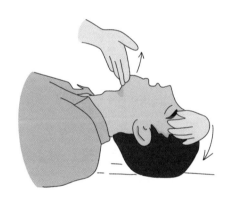

图5－10　压额抬下颏

注意：避免使劲按压颏下的软组织，这样可能会堵塞气道。不要让患者的口唇完全闭合，影响人工呼吸的效果。

2) 推举下颌法

（1）在患者的头侧就位。

（2）两只手分别置于患者头部两侧。双肘部可置于患者仰卧的平面上。

（3）手指置于患者的下颌角下方，用双手提起下颌，使下颌前移。

（4）如果患者双唇紧闭，请用拇指推开下唇，使患者嘴唇张开。

注意：适用于仰头提颏法没能开放患者气道或怀疑患者有脊髓损伤时。

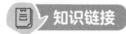 知识链接

正确使用 AED

1）感触脉搏

如果我们遇到小伙伴突然昏倒，千万别急着去乱摸脉搏。咱们得用对方法。

（1）颈动脉触摸。靠近喉咙一边，伸出 2 或 3 根手指，先找到气管这个"路标"。

然后，把手指滑进气管和脖子旁边的肌肉之间的小沟里，那轻轻搏动的，就是颈动脉。

（2）股动脉触摸。位于大腿内侧，就在髋骨和耻骨之间（腹股沟中）。把手指轻轻放在那里，感受是否有搏动，数 5～10 秒。

如果感觉不到，别犹豫，立刻启动心肺复苏。

2）有效人工呼吸

对于成人和儿童，采取口对口人工呼吸。

（1）用仰头提颏法开放患者的气道。

（2）放在前额的手用拇指和示指捏住患者鼻子。

（3）正常吸一口气，施救者用嘴唇封住患者的口周，形成一个密封。

（4）每次人工呼吸持续 1 秒。给予人工呼吸时，请观察胸廓是否隆起。

注意：如果胸廓并未隆起，请重复仰头提颏法，再次进行人工呼吸。如果尝试两次后，仍无法对患者进行通气，应迅速恢复胸外按压。单名施救者对患者施救的按压-通气比为 30∶2。

3）AED 方法使用

AED 全称是自动体外除颤器。电除颤是以一定能量的电流冲击心脏从而使心室颤动终止的方法，是心搏骤停抢救中必要的、有效的抢救措施。在电除颤时，AED 瞬时释放强大的电脉冲，使全部心肌在同一时间完成除极，导致心律失常的异常兴奋灶及折返环被完全"消灭"，全部心肌在瞬间处于心电静止状态。这样窦房结就获得了重新主导心脏节律的机会。AED 的基本操作如下。

（1）开启设备。按电源键，启动设备。只有当状态指示灯显示设备正常，才可以使用，检查除颤电极片。

（2）按照标识、语音或动画提示。按照电极片上的示意图，正确贴好电极片（图 5-11）。

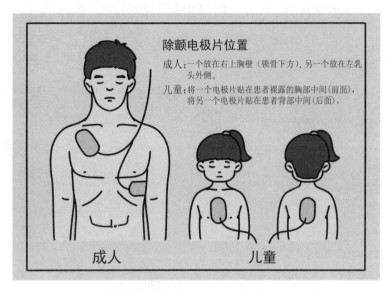

除颤电极片位置

成人：一个放在右上胸壁（锁骨下方），另一个放在左乳头外侧。

儿童：将一个电极片贴在患者裸露的胸部中间（前面），将另一个电极片贴在患者背部中间（后面）。

成人　　　　儿童

图 5-11　除颤电极片位置

成人前外侧放置。将 2 个电极片都贴在患者裸露的胸部。一个电极片放在右锁骨正下方，将另一个电极片放在左乳头外侧，电极片的顶部边缘位于腋下 7～8 cm 处。

儿童前后放置。将一个电极片贴在患者裸露的胸部中间（前面），将另一个电极片贴在患者背部中间（后面）。或将一个电极片放在胸部左侧，位于患者的胸骨左侧和左乳头之间,将另一个电极片放在患者背部左侧,位于脊柱旁边。

注意:露出患者胸部皮肤,如果患者皮肤上有水,需要擦干。患者胸部和附近有首饰之类的也全部拿掉,避免接触衣物、药贴及植入式装置。对于胸部体毛较多的患者,如果有两套除颤电极片,可以用一套电极片粘去患者体毛后,贴好另一套除颤电极片。

(3)分析心率。电极连接后,AED便开始自动分析患者的心脏节律,确保没有人再接触患者。

(4)除颤。如果语音和屏幕提示为"建议电击",确保没有人再接触患者后,按下"电击"按钮释放除颤治疗能量。电击之后,继续进行心肺复苏,暂不关闭AED。

总结:AED使用遵循"听他说,跟他做"的原则,主要步骤是"开机—贴贴片—除颤"(图5-12)。

 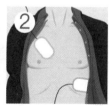 

按下绿色开关键,启动设备电源,激活视听指示　按机器指引将除颤电极片贴于患者胸部　如果AED分析后建议电击,按下橙色电击键

图5-12　AED使用流程

第六课

气道异物的院前应急救护处理

急救小故事

某天放学后，小杨掏出了一包开心果，与同学小明一起分享。两人一边享受着美食，一边激烈地讨论着最近的一款电子游戏。小杨的口中塞满了开心果，却仍旧滔滔不绝地讲述着游戏中的精彩瞬间。

小明看着小杨兴高采烈、手舞足蹈的样子，心中隐隐有些不安。他突然想起了前几天看的一本急救书。他从书包里迅速翻出了这本书，指着其中一个醒目的标题给小杨看："小杨，你看这里，书上说吃东西时要特别专心，不能分心说话或大笑，否则可能会导致气道异物梗阻。"

小杨瞥了一眼，有些不以为意："哎呀，哪有那么容易就梗阻了,你别大惊小怪的。"但话音刚落,他突然停止了说话,脸色骤变,双手紧紧抓着喉咙,仿佛有些喘不过气来。小明见状,心中一紧,但他迅速冷静下来,回想起在学校急救课上学到的知识。他先是问小杨:"你是不是气道梗阻了?"见小杨点头确认后,小明迅速拿出手机拨打了急救电话。在等待救援人员赶来的过程中,小明决定尝试使用海姆利希手法来帮助他。

小明站在小杨身后,用双臂紧紧环绕住小杨的腰部。一手握拳紧紧抵住小杨肚脐上方两横指的位置,另一只手则紧紧握住这只攥拳的手。随后,他用力且快速地向内、向上冲击小杨的腹部,希望能借助气流的冲击将那颗开心果冲出气道。

经过几次尝试后,那颗开心果终于从小杨的气道中排了出来。小杨长长地呼了一口气,脸色也逐渐恢复了正常。他感激地看着小明说:"谢谢你,如果不是你,我今天可能就危险了。我现在才真正明白预防气道异物梗阻的重要性。"

这次惊险的经历让小杨和小明深刻认识到了预防气道异物梗阻的重要性。从此以后,他们不仅自己更加注意吃东西时的安全,还积极向班上的同学们宣传预防气道异物梗阻的知识。他们利用课余时间,制作了一系列生动有趣的海报和宣传册,提醒大家在享受美食的同时也要注意安全。渐渐地,他们成了班上颇受欢迎的科普宣传员,他们的努力也为校园的安全教育做出了积极的贡献。

你问我答

你知道吗? 在我国,气道异物梗阻竟然占了意外伤害的 7.9%～18.1%。而大约 80% 的"受害者"是 1～3 岁的儿童。

每年有近 3 000 名儿童因为气道异物梗阻而失去了生命,这多让人心痛啊! 他们可能在乘车、课间活动、进食时,不小心吞下了一个小小的坚果、糖果,或是玩具的某个小零件,就造成了无法挽回的后果。

所以,同学们要特别留心。学会识别气道异物梗阻的征兆,学会预防这种意外的发生,还要学会使用正确的方法来处理这种情况。这样,我们就能勇敢地守护自己和身边小伙伴们的健康和安全啦!

37　什么是气道异物梗阻?

你的气管里突然闯进了一个"不速之客",比如一块糖果或一粒小豆子。如果不赶紧把这个"捣蛋鬼"请出去，你可能就会觉得呼吸变得十分费劲。更糟糕的是，要是拖上几分钟，说不定还会窒息。所以，记得别让任何东西随便"拜访"你的气管，安全第一。

38 在日常生活中，哪些常见的食物或物品可能会不小心导致气道梗阻？

（1）食物类，比如难以咀嚼的肉类、花生米、果冻这样的食物。还有就是水果的核或籽，比如西瓜籽、葡萄籽、荔枝核等，很容易进入气道。进食时，千万别分心，一边吃东西一边说话、大笑或跑动，很容易让食物"溜进"我们的气道里。

（2）玩具类，比如弹珠、小橡皮、笔帽这些，千万别放在嘴里玩。一不小心，它们就可能变成气道里的"不速之客"，让我们呼吸困难。

（3）硬币和纽扣电池。千万不要将它们放进嘴里。否则，它们可能会滑进我们的气道里，让我们非常难受。

如果不小心发生了气道异物梗阻，记得及时向老师或同学求救，并学会使用正确的方法排出异物。这样，我们就能远离气道异物梗阻。

39 **气道异物梗阻有哪些表现呢?**

气道异物梗阻的识别是抢救成功的关键因素,异物可以引起气道不完全性梗阻或完全性梗阻。

(1)不完全性气道异物梗阻。如果只是不完全性梗阻,患者就会开始剧烈地呛咳。接着,他们可能会忍不住呕吐,声音也变得嘶哑,脸色发绀。他们往往会不自觉地用拇指和示指紧紧贴在喉咙上,试图将异物吐出。

(2)完全性气道异物梗阻。如果是完全性梗阻,那可就更严重了。患者的脸色会变得灰暗又青紫。这时候,他们会出现"三个不能"——不能说话、不能咳嗽、不能呼吸。接下来,他们可能会失去知觉。如果不及时救援,很快就会发生窒息,心搏也会停止。

所以,一定要小心,别让任何东西"冒险"进入你的喉咙。保持警惕,才能避免气道异物梗阻。

40 **如果看到有人出现气道异物梗阻,该怎么办呢?**

如果真的遇到小伙伴气道被异物完全梗阻,我们可以使用背部拍击法和腹部冲击法(也就是海姆利希手法),让他们尽快把异物吐出来。不过,这两种方法只适合成人和1岁以上的小朋友,而且还得在他们意识清醒的时候才行。

1）背部拍击法

（1）施救者站到患者一侧，稍靠近患者身后。

（2）用一只手支撑患者前胸，患者身体前倾。

（3）用另一只手的掌根部在背部肩胛骨之间进行 5 次大力叩击。

（4）背部拍击法最多进行 5 次，但如果通过拍击减轻梗阻，不一定要做满 5 次（图 6-1）。如 5 次背部拍击后气道梗阻未改善，可采用腹部冲击法。

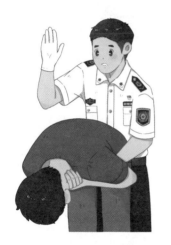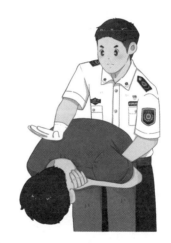

图 6-1　背部拍击法

2）海姆利希手法

海姆利希手法是美国医生海姆利希发明的。1974年，他首次应用该法成功抢救了一名因食物堵塞呼吸道而发生窒息的患者。从此该方法在全世界被广泛应用，拯救了无数患者,该方法也被人们称为"生命的拥抱"
(图6-2)。

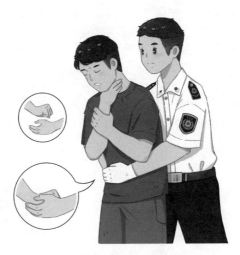

图6-2 海姆利希手法

(1)患者站立位,两腿分开齐肩宽,令患者弯腰,身
体略前倾。

(2)救助者站在患者身后,以前腿弓、后腿蹬的姿
势站稳。

(3)救助者一手握空心拳,握拳手拇指侧紧抵患者
腹部脐上两横指处(剑突和脐之间)。

(4)用另一只手握紧此拳头,快速向内、向上冲击
腹部5次。

(5)最多重复5次,如果气道梗阻没有解除,继续交

替进行 5 次背部叩击和 5 次海姆利希手法。

如果在上述急救过程中,患者出现无意识、无反应时,按成人心肺复苏操作。患者仰卧位,施救者位于患者一侧,按压部位与心肺复苏时胸外按压部位。

41 如果自己不小心让气道被异物"堵住"了,而且周围还没人,那该怎么办呢?

别慌张,保持冷静才能找到解决方法。然后,赶紧试试下面的"自救秘籍"。

(1)咳嗽法。如果还能咳嗽,那就用力咳几声,看看能不能把异物咳出来。

(2)海姆利希手法。如果咳嗽不管用,那就来试试海姆利希手法。一只手握拳,用拳头的拇指侧顶住肚脐上方两横指的地方;另一只手握紧这个拳头,然后用力快速地向内、向上冲击腹部 5 次。

(3)找个"帮手"。如果身边有椅子、桌子或走廊栏杆这些硬质的"帮手",那就把上腹部抵在上面,然后连续向内、向上用力冲击腹部 5 次。重复几组,直到把异物吐出为止。

(4)大声呼救。在自救的同时,别忘了大声呼救或者拨打"120"寻求帮助。如果说不出话,也要尽量发出声音,或敲击周围物体引起别人的注意。

变身"气道小卫士"

（1）安全意识大提升。你知道吗？异物进入气道里可是很危险的，会让你喘不过气。所以，要记得哦，吃东西的时候别说话或大笑，也别边跑边吃，不然异物可能就会趁机溜进去啦。

（2）吃饭要细嚼慢咽。吃东西的时候，要慢慢嚼、细细咽。特别是吃有核、有刺或有骨头的食物时，更要小心翼翼。

（3）生活细节别忽略。别随便把硬币、纽扣这些小东西放进嘴里。还有，笔帽也不能放在嘴里含着，它可不是口腔的"好朋友"。

（4）变身"急救小达人"。学点急救知识，比如海姆利希手法。万一遇到气道异物梗阻的紧急情况，你就能迅速变身"急救小达人"，帮助自己或别人脱离危险啦（图 6 - 3）。

总之，要想成为"气道小卫士"，就得提高安全意识、吃饭细嚼慢咽、注意生活细节、学习急救知识。这样，就不害怕异物梗阻，你的健康和安全就有保障啦。记住，遇到气道异物梗阻时，别慌张，用对方法。

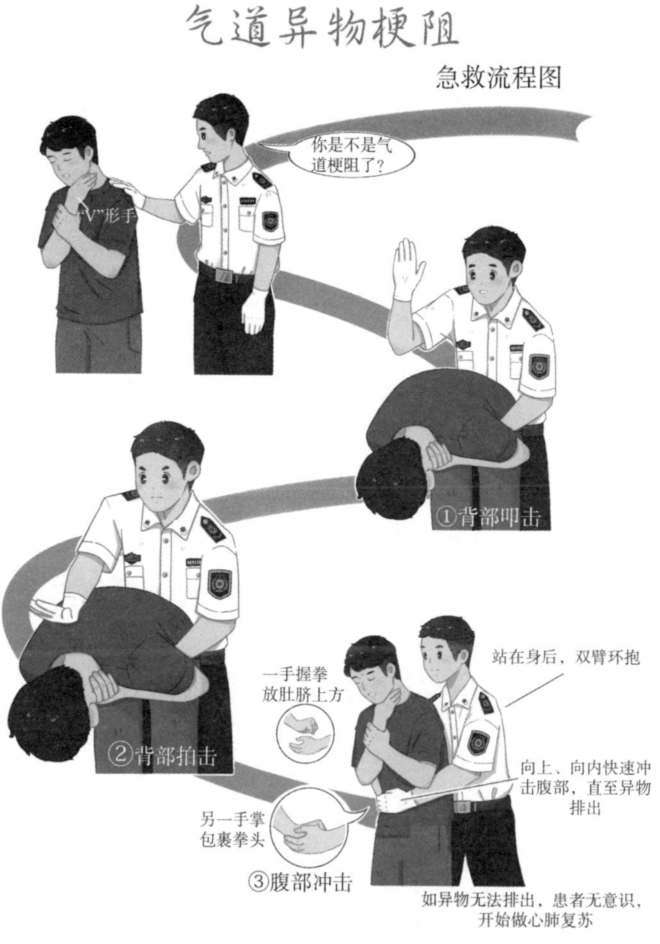

气道异物梗阻

急救流程图

你是不是气道梗阻了？

"V"形手

①背部叩击

②背部拍击

一手握拳放肚脐上方

另一手掌包裹拳头

③腹部冲击

站在身后，双臂环抱

向上、向内快速冲击腹部，直至异物排出

如异物无法排出，患者无意识，开始做心肺复苏

图 6‑3　气道异物梗阻急救流程图

第七课

溺水的院前应急救护处理

 急救小故事

　　暑期,夏日炎炎,小飞和小熊兴高采烈地来到学校旁的河边,准备享受河水的清凉。他们穿上泳衣,带上泳圈,跃跃欲试。

　　小飞是一个谨慎的孩子,他知道溺水的危险性,所以在下水前特别留意了周围的环境。他发现小河有一处浅水区,水流平缓,非常适合嬉水。于是,他拉着小熊一起在这里玩耍。

　　他们在水中尽情嬉戏。然而,就在这时,小熊突然感到脚下一滑,身体失去了平衡。他挣扎着,试图站稳,但水流的力量让他越来越远离浅水区。小飞见状,心中一惊,但他迅速冷静下来。他记得之前学过的急救知识,知道此时不能惊慌失措。他迅速游到小熊身边,伸出援手。小飞用坚实的臂膀托住小熊,竭尽全力将他带回浅水区。经过一番努力,他们终于安全地回到了岸边。

小熊感激地看着小飞,心中充满了庆幸。他知道,如果没有小飞的帮助,自己可能会面临更大的危险。小飞也松了一口气,他意识到溺水的危险无处不在,即使在看似平静的浅水区也需要格外小心。他决定以后更加注意安全,并且向其他同学宣传溺水的预防和急救知识。

通过这次经历,小飞和小熊深刻体会到了水上安全的重要性。他们决心将这次经历分享给更多的人,让大家都能够意识到溺水的危险,并学会如何预防和处理这种紧急情况。他们用自己的亲身经历告诉同学们:溺水是可以预防的,只要掌握正确的知识和方法,就能在水中尽情玩耍的同时,确保自己的安全。

你问我答

你们听说过溺水吗?它在部分教科书中也称作淹溺。每年全球有很多人因为溺水而失去生命,据说至少有 23.6 万人。

特别要提醒大家的是,1~4 岁的小朋友最容易发生溺水。他们可能只是滑倒掉进水中。而那些喜欢在野外玩水的青少年也要特别注意,在游泳或划船的时候,如果不小心也可能会发生溺水。

中小学生都要学会如何预防溺水,并且学会一些急救的方法。这样,我们才能更好地保护自己,避免发生这样的危险。

42 如何正确识别溺水者?

(1)轻度溺水。血压稍微升高,心跳加速,还会不停地咳嗽。

(2)中度溺水。咳嗽得更厉害了,还可能想吐。这时你可能会觉得头晕,或者特别烦躁,呼吸也变得紊乱,血压下降,心搏变慢,皮肤还发紫,嘴巴和鼻子里都是泡沫或泥巴。

(3)重度溺水。意识变得模糊,脸色青紫或者苍白,嘴巴、鼻子和气管里都是红色泡沫。最严重的时候,呼吸和心搏都可能停止。

儿童溺水可能不会像大人那样拼命挣扎或大喊大叫。他们可能只是静静地待在水里,头向后仰,嘴巴张开,四肢也不动。他们也可能会急促地呼吸或喘气,眼睛无神,或者紧闭双眼。有时候,他们还会试图游向某个方向,但却只是做出爬梯子一样的动作(图7-1)。

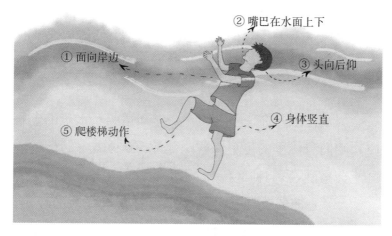

① 面向岸边
② 嘴巴在水面上下
③ 头向后仰
④ 身体竖直
⑤ 爬楼梯动作

图7-1 儿童溺水征象

所以,大家都要记住,玩水虽然有趣,但安全最重要。一定要学会保护自己。

43 溺水后,身体和心理会经历什么变化呢?

我们一起了解一下,溺水后身体和心理会发生哪些变化。

(1)呼吸的"大冒险"。当你溺水时,水就会溜进你的肺部。这时,你就会觉得呼吸困难,感觉快要窒息了。

(2)心脏的"小叛逆"。水进入体内后,就像是给身体加了个"水袋",心脏必须更努力地工作。冷水还会让血管收缩,就像是给心脏来了个"紧箍咒",可能会导致心率加快、血压升高,甚至出现心律失常。

(3)体温的"滑梯之旅"。如果你在冷水里溺水,那体温就像是坐上了滑梯,快速地往下掉。低体温会让你的身体变得沉重,甚至可能出现意识模糊、昏迷等严重情况。

(4)电解质的"捣乱行动"。你知道吗?水里的电解质和咱们身体里的可不一样。溺水后,身体中的电解质可能会紊乱,影响神经传导、肌肉收缩等生理功能。

(5)心理的"小阴影"。溺水可是一次吓人的经历!即使是短暂的溺水,也可能在你的心里留下阴影。学生们可能会因此感到害怕、焦虑。这时,家长和老师要给予足够的关注和疏导,帮他们赶走这些阴影,让心灵再次充满阳光。记住,无论遇到什么困难,都要勇敢面对。

44 碰到小伙伴溺水,怎样进行急救?

碰到小伙伴溺水了怎么办?别急,现在就教你如何急救。

(1)水中施救"大作战"。首先,你得会游泳和水中救援技巧,这样才能游到溺水的小伙伴身边。如果你不会游泳,也没关系,可以找些绳子或棍子,扔给溺水的小伙伴,将他们拖到岸边。

（2）呼吸道"大扫除"。把溺水的小伙伴平放在地上，然后把他们嘴里、鼻子里面的水和脏东西清理出来，让他们能顺畅地呼吸。

（3）心肺复苏。如果溺水的小伙伴已经停止了呼吸，这时你要赶快将他们平放在地上，清理呼吸道，并立即施展心肺复苏。

记住，安全最重要。如果遇到他人溺水的情况，首先要保证自己的安全，然后再去帮助别人。如果不确定怎么做，可以大声呼救，找大人来帮忙。

45 **不会游泳的人掉进水里应该怎么自救？**

不会游泳的小伙伴们，万一不小心掉进水里，可以通过下面方法自救。

（1）抓住"救命稻草"。如果旁边有可以漂浮的东西，比如木头、塑料瓶等，一定要紧紧抓住它们。这样你就能浮在水面上。同时，如果看到旁边有人，别忘了大声呼救，让他们知道你需要帮助。

（2）放松，别紧张。如果没有漂浮物，并且周围也没有人，记得要放松身体。因为紧张的身体就像是一块石头，会更容易下沉。如果你开始下沉，试着把双手往下压，这样可以帮助你的头部浮出水面，这时要快速吸一口气，再轻轻呼气。

（3）仰躺法。如果可能的话，尝试让自己仰躺着，把头往后仰，这样你的口鼻就能露出水面来呼吸。这时，用双手和双腿轻轻划动，但不要太用力哦，避免消耗太多体力。保持冷静，等待别人来救你。

最后，我们要记住，尽量避免去水边玩耍。如果不小心落水，一定要保持冷静，按照上面的方法做，并等待救援。

46 会游泳的人在水中出现意外应该怎么办？

水中情况复杂，即使很擅长游泳的人，也可能会遇到一些意外情况。以下是一些常见的意外和应对方法。

1）腿抽筋，不要怕

（1）别急，如果旁边有其他小朋友或大人，赶紧告诉他们："我的腿抽筋了，快来帮帮我！"

（2）如果你能坚持，那就试着慢慢游到岸边。

（3）如果旁边没有人，或者腿疼得动不了，那就翻过身来仰泳，然后用手把抽筋的那条腿的脚趾往脚背上掰。等腿不那么疼了，再慢慢游回岸边。

2）被水草缠住，不要慌

（1）被水草缠住了千万别慌张地乱蹬，否则会越缠越紧。

（2）如果旁边有人，赶紧喊："我被水草缠住了，快来救救我!"

（3）如果旁边没有人，先憋一口气，然后潜到水里，试着轻轻解开或扯断水草。之后，赶紧离开那片水域。

同学们要记住，无论你的游泳技术有多高超，安全都是最重要的。所以，不要去那些不熟悉、没有安全设施或没有救援人员的地方游泳。

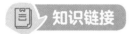 **知识链接**

防溺水秘籍

想变成"水上小超人"吗？那就得学会怎么预防溺水！

（1）不要私自"探险"。不要自己偷偷下水，也不要独自去水边玩耍。

（2）热身操，动起来。下水前，做个热身操，扭扭腰、摆摆手，预防腿抽筋。

（3）水中不进食。别在水中吃东西，不然可能会被呛住，那可会让你因手忙脚乱而溺水。

（4）不嬉戏打闹。在水中，不要嬉戏打闹，容易呛水窒息。

（5）学游泳，变"超人"。快去学游泳吧！掌握了这项技能，你就能在水中畅游，变成真正的"水上小超人"

还有，别忘了学习心肺复苏技能，关键时刻能救人一命。

（6）远离危险水域。那些不熟悉、没有安全设施、没有救援人员的水域，就是"水上禁地"，我们可得远离。

（7）不擅自下水救人。如果不熟悉水性、水下情况不明，千万别擅自下水去救别人。这时候，咱们要大声呼叫大人来帮忙。

记住这些秘籍，就能在水中畅游无阻，变成真正的"水上小超人"。

耳内异物的院前应急救护处理

急救小故事

今天学校组织春游，太阳公公笑得特别灿烂。到达目的地，大家决定在大草坪上来一场野餐。硕硕变成了"铺垫超人"，"嗖"地一抖，一张大大的野餐布就铺在了软绵绵的草地上，还变出了汉堡、薯条、水果，看得人直流口水。

硕硕和同学们，一会儿追着风筝满场跑；一会儿又变身"羽毛球小将"，你来我往，好不热闹，笑得比花儿还灿烂。不一会儿，玩累了的同学们，坐在了美食周围，准备大快朵颐。

就在这时，汉堡的香气仿佛长了翅膀，不仅飘进了每个人的鼻子里，还悄悄引来了一群贪吃的小飞虫。硕硕突然大喊："哎呀！有只小虫子钻进我耳朵里了!"边说边着急地用手去掏。

老师见状,连忙说:"别急,让老师看看。"检查一番后,老师说:"别紧张,咱们得请专业的医生来帮忙,把虫子夹出来。"

于是,同学们迅速收拾了带来东西,踏上了前往附近医院的"救援之旅"。这次经历,不仅让硕硕学会了遇到问题要冷静,还让他知道了,有时候,小小的意外也能变成一次成长故事。

你问我答

耳内异物,即异物嵌入耳道内。耳内异物是耳鼻喉科常见的急诊疾病,多见于儿童。耳内异物一定要小心处理,因为耳道呈"S"形,外耳道很狭窄,没有专业的工具,很难将异物取出。一般的手电筒,也无法照射到里面。如果操作不当或异物在耳道里待的时间过长,有可能造成鼓膜损伤,引发中耳炎。中耳炎严重的话还会影响听力。因此,耳内异物要谨慎对待。

47 **虫子进到耳朵里该如何是好?**

如果某天耳朵里进了虫子,同学们可得冷静应对,千万别变成"耳朵惊魂记"！

　　首先，千万别急着用手指挖或者挖耳勺掏。不然，小虫子可能会一个劲儿地往耳道深处钻，还可能让鼓膜受伤。

　　你可能会觉得耳朵痒得不行，或十分疼痛。但别怕，这时候咱们要做的，就是深呼吸，冷静应对。

　　接下来，赶紧找家长或老师，去医院的耳鼻喉科报到。这些医生可是专业的，他们有专业的工具，能轻轻松松地让小虫子从耳道里出来，还不伤害咱们一丝一毫。

　　同学们遇到虫子溜进耳道的这种"小插曲"，记得要冷静、勇敢，及时求助家长、老师和专业医生。这样，我们的耳朵就能继续聆听美好声音啦（图8-1）。

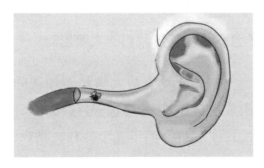

图8-1　耳内异物

48 为什么小虫子会对耳朵"情有独钟"?

其实啊,这背后藏着一个既有趣又有点"尴尬"的小秘密。

你在阳光下奔跑、玩耍,慢慢就开始出汗了。这些汗水悄悄地跑到了外耳道里。而那里,原本就住着一种叫"耵聍"的东西,它们和汗水混合散发出的味道,对小虫子来说,简直是不可抗拒的"美味诱惑"。它们被这股特别的气味吸引着,悄悄地向你的耳朵靠近,想要一探究竟。

所以,下次当你在户外玩得满头大汗时,记得要保护好你的耳朵,别让小虫子误以为那里是它们的"秘密花园"。当然啦,如果不小心让它们"得逞"了,也别慌张,记得找家长、老师或医生帮忙。

49 虫子会从耳道爬进我们的大脑里吗?

不会。人体的外耳道与大脑是不相通的。耳的结构从外到内依次是耳郭、外耳道、鼓膜、鼓室、听小骨、半规管、前庭、耳蜗(图8-2)。其中外耳道是狭窄的通道,再往里是中耳,包括鼓膜、鼓室、听小骨;完整的鼓膜是封闭的,是一层半透明的薄膜;鼓室有咽鼓管与鼻咽相通,然后通过鼻腔与大气相通,维持鼓膜两边压力平衡,内径3～4 mm，有单项骨性活瓣，进行调节；如果虫子爬到了鼓膜的位置，就容易损伤鼓膜，会导致传导性耳聋；如果再往里穿过鼓室，就到达内耳，内耳的半规管、前庭、耳蜗都有骨性结构，骨性结构的表面有膜，膜上分布有大量的神经感受器，接受声波信号后通过听神经传到大脑。所以耳道与大脑不是直接相通的，中间间隔为骨质部分，小虫子是无法到达大脑里面的。

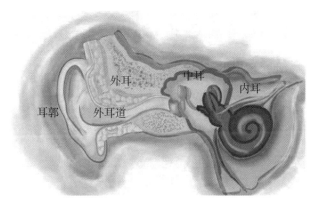

图8-2　耳的结构

⑤0　虫子入耳，在就医时需要注意什么？

当你的耳朵不小心成了小虫子的"临时旅馆"，在去医院的路上，要尽量保持头部稳定。如果你突然开始摇头晃脑，小虫子可能会更加兴奋地在你耳朵里"探险"。拍打头部或耳朵，更会使小虫子躲得更深。

所以呀，咱们要做的，就是变成"木头人"，保持安静。随着时间的流逝，小虫子可能会发现自己迷路了，然后悄悄地从耳朵里"退房"。不过，这只是一个美好的愿望，还是赶紧找到医生，他们能安全地把虫子请出去。

记住，安全第一，别让小虫子变成你的"小烦恼"。迅速到医院就诊，就是对付这个"不速之客"的最佳策略啦。

到达医院后，把虫子取出来一般分两步，首先是麻痹虫子，可以使用麻醉药物，如将 2% 丁卡因喷在外耳道或用乙醚棉球放在外耳道口将虫子麻醉，然后再用专用的镊子将虫子从耳朵里取出来，或者用吸引器将虫子吸出来。

51 虫子入耳，有些处理方法竟然不靠谱？

有没有听说过往耳朵里滴水或油能"淹死"小虫子的"妙招"？我们先来揭秘这背后的真相吧。

首先，我们得知道医院里用的"水"可不是普通的水，它们是蒸馏水或生理盐水。如果我们随便用自来水滴入耳道，万一小虫子抓伤了耳朵里的皮肤，那就容易感染了。

再来说说滴油这招，虽然听起来能让小虫子"窒息"，但如果小虫子在耳道里挣扎，可能会越跑越深，甚至不小心撞到鼓膜，那咱们的听力可就要受损了。所以，不能自己随意处置。

至于用手电筒照耳朵将虫子引出来这招，那得看虫子是不是"追光族"。有些飞虫喜欢光亮，可能会跟着光线"搬家"。但要是遇到喜欢黑暗的爬虫，光线只会让它们躲得更深。所以，在不清楚虫子是"追光族"还是"暗黑族"的情况下，还是别轻易尝试，免得小虫子伤了鼓膜。

总之，当耳朵里进了小虫子，最好的办法就是保持冷静，尽快去找医生帮忙。他们能安全又有效地解决这些"小麻烦"。记住，保护耳朵要科学又谨慎哦！

52 除了虫子，耳朵里还有可能进哪些异物？

外耳道异物除了虫子之类的活物外，还有非活物类，包括纸团、棉签、黄豆、火柴头、塑料珠等。纸团、黄豆、塑料珠等异物一般以小孩子玩闹时不小心弄到耳内居多，特别是游乐场的人工沙粒，很容易弄到耳朵里。还有就是使用棉签、火柴掏耳朵时，不慎将棉签头、火柴头掉到耳道里。所以平时在嬉闹时，不要将沙子等细小的玩具撒到头上、脸上等，以免进到耳道或眼睛里，同时也要养成不随意掏耳朵的好习惯。

耳内异物的正确处理

1) 非活物类异物进入耳朵的自救方法

若非活物类异物进入耳道，只要不是暴力硬戳或暴揉的方式，不会引起进一步的损伤。我们可以自行采取一些办法，如果仍无法取出，再到医院去。最常用的方法是重力法，即将进异物的一侧耳朵朝下，将头偏向一侧，跳动并牵拉耳郭，利用重力使异物自行掉出，这个方法适用于有一定质量的异物，例如水、沙子、玻璃珠等。如果是棉签头等质量比较轻的异物，就要使用小镊子将异物夹取出来。如果是特别微小的细沙或灰尘等，可使用被水或油湿润的棉签将细沙、灰尘等粘出来，然后用干棉签清洁外耳道。如果以上方法无效的话，还是需要尽快到医院取出，避免引起耳部感染发炎，影响听力。

2) 外耳道创伤导致的异物正确处理方法

创伤导致的外耳道异物，如车祸导致的玻璃或钢筋等异物插入一侧外耳道等。因为异物的长度、插入的深度、损伤的部位都不明确，强行拔除，可能会加重损伤，需要立即送医院，经过专业的检查后，手术拔除。

面对创伤导致的耳内异物，首先保持镇定，然后立即拨打"120"，急救医生到达现场进行处理，甚至需要"119"协助脱困，千万不可轻举妄动。

如果外伤后耳朵流血，没有看到异物的情况下，千万不要用纸巾塞住耳朵，阻止流血。因一侧外耳道流血，经常伴有颅底的骨折，颅内是无菌环境，而外耳道是有细菌的。如果把耳朵堵住，被外耳道细菌污染的血液会流入颅内，可引起感染，加重病情。

异物入眼的院前应急救护处理

急救小故事

　　小明是个活泼好动的孩子，在学校的小花园里，小明也找到了一番"乐趣"。他和同学一起来到学校的小花园，那里有一片小小的沙坑，他们就在那里挖沙子、堆沙堡，假装在海边玩耍，还捡了些小石子当贝壳，想象着海景，也觉得很开心。

　　突然，一阵风吹过，小明觉得有什么东西飘到了眼睛里，有点疼，泪水忍不住往外流。他连忙跟旁边的同学说："我的眼睛好难受，好像有东西进到眼睛里面了。"说着就要揉眼睛，同学连忙阻止了他，然后轻轻拉起小明的上眼睑，发现上眼睑边上有一粒小小的沙子。

　　同学安慰小明不要紧张，让他闭上眼睛，看看能不能用泪水把沙子冲出来。但是，这粒小沙子好像很调皮，就是不肯出来，让小明十分难受。

这时，校医赶了过来，他拿出了一瓶矿泉水，想帮小明冲洗眼睛，把沙子冲出来。可是试了几次还是不行。后来，他决定带小明去学校的医务室。校医拿出一个杯子，在杯子里装满干净的水，让小明闭上眼睛，把头低下，用水杯里的水轻轻冲洗眼睛。校医还教小明在水中轻轻眨眼。

不一会儿，沙子终于出来了，小明感觉眼睛舒服多了。这个小小的意外让小明和他的同学都学到了一个重要的知识：在校园里玩耍时也要注意保护眼睛，防止异物入眼。

大家都知道，眼睛特别敏感，当有异物进入眼睛后，会立即感到眼睛疼痛、流泪、睁不开。这其实是眼睛的重要防御机制，用来保护我们的眼睛免受进一步的伤害。但是，当有异物进入眼睛后，很多人会下意识地用手揉眼睛，想把异物揉出来。其实这种做法是不对的，有时候不但揉不出来异物，反而可能对眼睛造成更大的伤害。所以，学会正确处理眼睛里的异物是非常重要的。

你问我答

　　眼睛是心灵的窗户，是我们感知世界的工具。很多人认为眼睛是人的"第二生命"，可见其重要性，但眼睛也常常会成为异物的目标。

53　引起异物入眼的原因有哪些？

　　眼睛可是咱们心灵的窗户，但有时候，这扇窗户也会迎来一些"不速之客"——异物。那么，这些"小淘气"是怎么悄悄溜进眼里的呢？

　　（1）大自然的"恶作剧"。在一个春风和畅的日子里，沙尘和花粉借着风婆婆的顺风车，溜进了你的眼睛，让你瞬间"泪眼汪汪"。

　　（2）校园中的"小插曲"。教室里看似安全，但那些调皮的纸屑也会悄悄溜进你的眼睛。还有园丁修剪花草时，叶子和树枝的碎屑也爱跟你的眼睛"亲密接触"。

　　（3）家里的"小意外"。在家里，家长做饭时飞溅的油星，或是你帮忙擦桌子时飞溅的清洁剂，都是眼睛不喜欢的"访客"。还有玩玩具时，一不小心就会把沙子、小玩具的零件弄到眼睛里。

　　（4）舞台背后的"小麻烦"。当你在学校参加文艺汇演时,也要注意,化妆用的眼线笔、睫毛膏、眼影,也会不小心撒进眼睛里,让你的眼睛不舒服。戴隐形眼镜的同学,摘戴时记得温柔点,别让那些灰尘和纤维趁机而入。

（5）校外活动的"惊喜"。校外运动时,骑行、放风筝虽然很欢乐,但别忘了,那些高速运动的颗粒物也想来"凑热闹",一不小心就进了你眼中。

应对小妙招:万一这些"不速之客"真的来访了,别慌! 记住,千万别用手揉,那样只会让情况更糟。轻轻闭眼,让眼泪自然冲刷,或者用清水轻轻冲洗眼睛。如果异物还是赖着不走,赶紧找大人帮忙,去医院让专业的医生帮你解决。

总之,保护眼睛,人人有责。让我们的"心灵之窗"永远明亮清澈吧!

54 **异物入眼的紧急处理方法有哪些?**

当眼睛里突然闯进了一位不速之客——可能是个小沙粒,也可能是调皮的睫毛,或是吃零食时不小心飞进去的饼干屑。别怕,咱们来一场"英雄救眼"吧!

（1）不要揉眼睛。记住,千万别像揉面团一样揉眼睛。那样只会让异物在你的眼睛里摩擦,还可能不小心伤到你的眼球。

（2）远离锋利工具,洗手是关键。别想着用镊子去眼睛里"探险"。如果你真的想亲自上阵,那记得先把手洗干净。还有,如果戴着隐形眼镜,记得先将它们暂时取下来。

（3）找出异物踪迹。我们要在明亮的光线下仔细搜索。扒开你的上下眼睑,仔细寻找。如果找到了,可以这么做:①闭上眼,深呼吸,让眼泪自然流出来,让眼睛自我清洁一下。多眨几下,说不定异物就被泪水带走了。②把脸盆装满清水(冷开水或生理盐水更佳),把脸轻轻埋进去,眨眨眼,让水带走异物。③可以站在水龙头下,侧过头来,有异物的眼睛在下面,让清水缓缓地冲洗眼睛。

（4）温柔清理,棉签上场。如果前面的方法都无效,那就用棉签或干净毛巾(记得蘸点水),翻开眼睑,轻轻擦拭,温柔地带走异物。

（5）面对化学液体,我们有妙招。万一不小心让化学液体或颗粒进了眼睛,我们可以这样做:①紧急冲洗。立即用清水或生理盐水冲洗眼睛,至少15分钟。记得,别让冲洗停下来,哪怕是取隐形眼镜的时候。②特殊化学品的特别处理。如果是生石灰,先用干燥且干净布擦掉眼周石灰,可以用食用油冲洗。生石灰接触水会释放大量的热量引起烫伤。若已经接触了水,则必须用水冲至少15分钟,然后火速去医院求救。

好啦,同学们,现在你们已经是处理异物入眼的"小专家"啦。记住,遇到问题时,保持冷静,用对方法,我们就能轻松应对,保护好我们宝贵的眼睛。

55 眼内有异物,何时该找眼科医生?

(1)眼睛说:"哎呀,好难受!"有时候,那些调皮的异物藏得太好,肉眼根本找不着。但如果你感觉眼睛里有东西,像是有小蚂蚁在爬,还疼得直掉眼泪,看到光就躲,那绝对是时候去医院找医生用专业仪器找找看啦。

(2)高速入侵的异物。想象一下,如果有个东西"嗖"地快速飞进眼睛里,还牢牢地卡在那里,这时候你可千万别拿起针、牙签去挑,也千万不要拔。这可是个"技术活",得让眼科医生用他们的专业工具安全取出,不然眼睛可能会发炎。

(3)异物走了,不舒服还在。有时候,虽然异物被赶跑了,但眼睛还是有点痒痒的,或感觉不太对劲。这时候也别大意,最好还是让眼科医生检查一下,看看咱们的眼球有没有受伤,伤口有没有长好,或需不需要眼药水的帮忙。

(4)视力突然下降。如果某天你突然发现,看东西变得模糊,怎么努力都看不清,那可得赶紧告诉家长,去医院瞧瞧。

（5）眼睛流血。如果眼睛流血了，或者有明显的伤口。这时候，什么也别想了，直接奔向医院，让眼科医生来一场"紧急救援"吧。

眼睛是我们心灵的窗户，得好好爱护。遇到上面这些情况，别犹豫，直接找眼科医生帮忙，让我们的眼睛永远亮晶晶，探索这个多彩的世界。

📖 知识链接

异物入眼小贴士

眼睛可是咱们心灵的窗户，得好好守护才行。如果窗户上突然多了些不速之客——小沙子、小飞虫之类的，那得多难受啊！所以，我们来聊聊怎么让异物统统绕道走。

（1）戴上防护眼镜。无论是玩沙子、打篮球，只要有可能遇到飞溅物，就可以给自己配上一副防护眼镜。它们让异物无处可钻。户外活动时，也可以戴上墨镜，既能防晒又能防风沙，一举两得。

（2）勤洗手。有时候，我们的手藏着好多看不见的细菌和异物。所以，每次想摸眼睛前，记得先用肥皂和清水彻底清洁干净。这样，眼睛就能远离那些"不速之客"啦。

（3）定期检查。对于那些经常和灰尘、碎屑打交道的朋友，定期给眼睛体检可是非常重要的哦。这就像是我们每年都要去医院检查身体一样，能及时发现并解决问题，让眼睛保持最佳状态。

（4）爱护眼睛。保护眼睛可是每个人的责任，爱护眼睛也是每天必做的功课。只有这样，我们才能拥有一双健康明亮的眼睛，去发现世界的美好，欣赏那些让人心动的风景。

第十课

烧烫伤的院前应急救护处理

在一个阳光明媚的中午,体育课结束后的小明像火箭一样冲向学校食堂。食堂里人潮涌动,买好午餐的小明好不容易在人群中找到了一个座位,一坐下,就迅速捧起了一碗热腾腾的汤。可是"心急吃不了热豆腐",他光顾着填饱肚子,却忘了碗十分烫手。小明的手突然"触电"似地抖了一下,那碗滚烫的汤"哗啦啦"地洒在了他的手臂上。小明疼得龇牙咧嘴,大叫一声:"哎哟!"

这一叫可不得了,同学们都围了上来。有的忙着递纸巾,有的忙着找老师。不一会儿,老师赶到了现场,一看情况不妙,赶紧拨打了"120"。

在等待急救车的这段时间里,老师带着小明去洗手间,用冷水给他的手臂降温。到了医院,医生一检查,说:"小伙子,你这是浅Ⅱ度烧伤,幸好你的老师处理得及时,不然可就麻烦啦!"

医生给小明的手臂涂上了药膏,还嘱咐他这几天要好好照顾伤口,别让它感染了。小明虽然疼得眼泪汪汪,但心里还是暖暖的,因为他知道,有同学们的关心,有老师的照顾,自己一定会很快好起来的。

你问我答

烧烫伤是由很多原因引起的,比如各种热源、光电、化学物质,还有那些神秘的放射线。它们会让我们的皮肤组织"变形",就像塑料瓶遇热变形一样。

所以,记得要小心那些可能让我们皮肤"变形"的危险物哦!如果遇到了烧烫伤,也别慌,一定要冷静处理。

56 你知道烧烫伤都有哪些吗?

别急,这就给你揭秘。

(1)干热"烤"人。你不小心碰到了正在燃烧的火焰或滚烫的熨斗,就会被烧伤。温度不高但长时间炙烤也会导致烧烫伤,如长时间抱着暖水袋,也可能会让你的皮肤被烫伤。

（2）"水"火不容。大家常说"水火不容"，但有时候，热水、热汤、热油还真的能给你来个"火"热的烫伤。

（3）晒过了。夏日炎炎，过度暴晒可是会晒出问题的。紫外线太强，会伤到你的皮肤，这就是放射性损伤。

（4）化学"魔法"。那些看起来平平无奇的清洁剂、漂白剂，其实含有的强酸、强碱，一不小心就会给皮肤造成化学性烧伤。

（5）"电"你一下。你有没有被静电"电"到的经历？那种麻麻的感觉其实不算什么。但如果是高压电流，无论是雷电还是居家用电，都可能会给你带来电烧伤。

好啦，现在你是不是对烧烫伤有了更深刻的认识呢？记得要保护好自己，别让这些意外找上你。

57 **怎样给烧烫伤做个"伤情鉴定"？**

你们有没有不小心和火焰或热水来过一次"亲密接触"，然后皮肤泛红，甚至起水疱？别担心，今天我们就来用简单有趣的方式，教你评估烧烫伤（图10-1）。

1）揭开烧伤的"深浅"秘密

（1）Ⅰ度烧伤。如果你被室外强紫外线照射，皮肤变红，摸起来有点干干的，还有点痒痒的或热热的感觉。这其实就是Ⅰ度烧伤，但它只伤到了皮肤的表层，很快就能恢复。

（2）Ⅱ度烧伤。如果你的皮肤不仅红了，还鼓起了一个个小水疱，疼痛感也是直线上升。这就是Ⅱ度烧伤的标志了，但别担心，只要好好护理，也能很快康复的。

（3）Ⅲ度烧伤。这时候，皮肤看起来就像是被烤焦的面包，颜色苍白或焦黄，摸起来硬邦邦的，像块干巴巴的皮革，而且奇怪的是，它居然不怎么疼。这是因为神经也受到了损害，已经感觉不到疼痛了。这种情况可不容小觑，需要立刻找医生帮忙。

现在你们已经掌握了烧烫伤深浅的"秘密"啦！记住，遇到烧烫伤不要慌，先判断伤情，再采取正确的处理措施。安全第一，让我们一起远离"火辣辣"的烦恼吧。

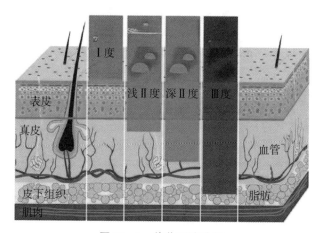

图 10‑1　烧伤深度分级

2) 评估烧伤的面积

（1）手掌法估算。不论年龄、性别，将患者五个手指并拢，其手掌面积即估算为 1% 体表面积（图 10-2）。

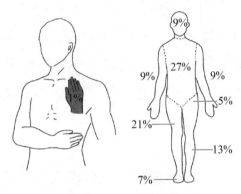

图 10-2　手掌法估算

（2）中国九分法估算。我们可以通过九分法估算烧伤面积（表 10-1）。

表 10-1　九分法估算烧伤面积

部位	成人各部位面积（%）	小儿各部位面积（%）
头额	9×1=9（发部 3，面部 3，颈部 3）	9+（12-年龄）
双上肢	9×2=18（双手 5，双前臂 6，双上臂 7）	9×2
躯干	9×3=27（腹侧 13，背侧 13，会阴 1）	9×3
双下肢	9×5+1=46（双臀 5，双大腿 21，双小腿 13，双足 7）	9×5+1-（12-年龄）

3) 烧伤"段位"大揭秘

你们知道吗？烧伤其实也有不同的"段位"。我们就来看看不同的烧伤情况是怎么划分的吧。

（1）如果你只是不小心碰到了热炉子，手上红了一片，但范围不大，这只是轻度烧伤的级别。只要好好处理，很快就能恢复如初啦。

（2）如果你被烧烫伤的地方出现了好多亮晶晶的水疱，而且范围还不小，那就要小心了。这时候的烧伤属于中度烧伤，虽然有点痛，但只要我们勇敢面对，积极治疗，就能战胜它。

（3）重度烧伤可不是闹着玩的。如果你的烧伤面积很大，几乎占了身体的一半，或者有些地方已经变得像烤焦的木头一样，没有感觉了，那你就是重度烧伤。这时候，你可能需要医生的特别照顾。

（4）特重度烧伤的烧伤面积非常大，而且情况非常严重。但你知道吗？即使在这样的情况下，也有无数的患者凭借着坚强的意志和医生的帮助，成功走出了困境。

好啦，现在你们已经对烧伤的"段位"有了初步的了解吧！记住哦，无论遇到什么困难和挑战，我们都要勇敢面对，积极寻求帮助和支持。

58 你遇到过烧烫伤危机吗？

我们要学会怎么对付烧烫伤的突袭，才能成为"急救小能手"。

1) 烧伤急救流程

我们先来看看烧伤急救流程图（图 10 - 3）。

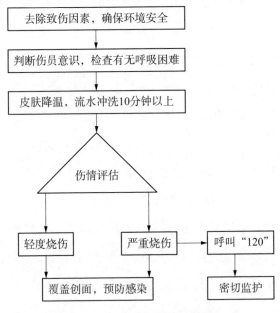

图 10 - 3　烧伤现场急救流程

2) 现场处置

如果不小心和热水壶、火炉来了个"亲密接触"，皮肤瞬间变得红彤彤，甚至起了水疱，这时候可千万别慌。

首先，深吸一口气，保持冷静，才能做出正确的判断。接下来，"烧烫伤急救四部曲"来帮你。

烧烫伤现场急救可以总结为："冲（或泡）—脱—盖—送"。

首先是"冲"。用温和、流动的清水，轻轻冲洗或浸泡受伤的地方，至少 10 分钟，还能减轻疼痛，保护皮肤不受更深的伤害。

其次是"脱"。紧贴伤口的衣服必须去除，千万别硬扯，温柔点，慢慢来，免得把皮肤也扯伤了。

再次是"盖"。烧烫伤后，我们可以用干净的布料（比如手绢、纯棉毛巾）、塑料袋或家里的保鲜膜来轻轻盖住伤口。轻轻覆盖即可，别包裹成"粽子"。

最后是"送"。对于小面积的轻伤，可以自己去医院门诊。但如果是大面积、深层的烧伤，特别是头、脸、手、脚这些重要部位，或感觉到呼吸困难，那就得赶紧拨打"120"，让专业医生来救场。

再提个醒，如果遇到了特重度烧伤（烧伤面积大、皮肤烤焦），还伴随着严重并发症，那就更要争分夺秒，呼叫"120"紧急救援。

好啦，同学们，现在你们已经掌握了烧烫伤的急救秘籍，是不是感觉自己离成为"急救小能手"又近了一步呢？记住哦，安全第一，预防为主，但万一遇到了烧烫伤，也别怕，咱们的"烧烫伤急救四部曲"随时待命（图 10 - 4）。

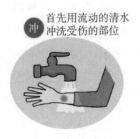

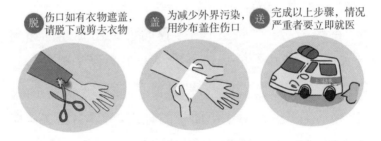

图 10 - 4　烧烫伤处置流程

📖 知识链接

应对烧烫伤时，有几个小细节要记牢

（1）快给伤口"冲个澡"。烧伤后，伤口需要马上冲水降温。用流动的清水冲洗，至少 10 分钟，这样它就不会那么疼了。

（2）伤口"穿新衣"。记得给伤口穿上一件湿润、清洁的"新衣"——用湿润、干净的布覆盖它。千万别用那种黏黏的、干干的或满是毛絮的布。

（3）禁止"乱涂乱抹"。有些同学可能觉得伤口看起来不好看，想给它涂点紫药水、红药水、酱油或牙膏。但这样可是不对的，这些东西可能会让伤口变得更糟糕。

（4）水疱"别挑破"。如果伤口上起了水疱，千万别去挑破它。就像我们不应该随便去挑破脸上的痘痘一样。如果水疱已经破了，那就让破损的皮肤盖在创面上，保护创面。

（5）预防更重要。虽然烧烫伤是个"小捣蛋"，但只要我们平时注意安全，大部分都可以避免。记住，安全第一，预防为先。

第十一课

动物咬伤的院前应急救护处理

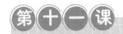
急救小故事

在夏日的傍晚,小明和他的小伙伴们相约在校园足球场踢球。同学们划分出两个阵营,随着"开始"的呼声,一场小小的足球赛就火热开始了,笑声、呼喊声此起彼伏。

就在这时,球被踢向了球门,突然,一只流浪小狗迅速冲向足球。小明见状,想要吓跑小狗。哪知小狗非但不怕,反而朝小明扑去。小明的小腿被小狗咬了一口,鲜血立马流了出来。幸好路过的老师及时赶过来,把小狗赶跑了。

老师先是让其他同学通知了小明的家长,然后紧紧按住小明伤口靠近大腿的位置,然后从上往下挤了挤,让血多流一些出来。接着,他让人拿来两瓶矿泉水,用流动的水帮小明冲洗伤口。处理完这些,小明的爸爸也赶到了,准备带他去医院。老师还特别叮嘱他们,伤口不要碰,出血的地方不要包扎,直接去医院。

到了医院,医生听了小明爸爸讲述老师的急救方法,直夸老师做得好。然后,医生给小明消毒了伤口,还打了狂犬病疫苗。最后,医生还叮嘱小明和他的爸爸,一定要按照要求继续打针,如果身体有不舒服,要马上来医院。

就这样,小明虽然被小狗咬了一口,但在大家的帮助下,他很快就好了起来。

你问我答

大自然里的小动物有着各种各样的"武器"——牙齿、爪子、角和刺,一不小心就可能给我们带来一些"小麻烦"。它们有时会使用这些"武器"来袭击我们,比如,突然对我们咬上一口,或者蜇得我们皮肤红肿,还可能让我们过敏、中毒,甚至感染上传染病。

不过,大多数的咬伤都是由我们身边的一些常见动物造成的。比如小狗,它们有时会因为太兴奋或误解了我们的意图而咬上一口。还有猫咪,它们的爪子有时候也会不小心抓伤我们。另外,老鼠也可能在偷偷溜进家里时把我们咬伤。

所以,和这些小动物相处时,我们可得小心一点。但也不必过于担心,只要我们了解它们,和它们和谐共处,这些"小麻烦"就可以避免啦。

59 动物咬伤如何急救?

如果不小心被动物咬伤。别慌,咱们来按照"咬伤急救四步走",保证你能笑对"小意外"。

第一步:避免接近,安全第一。

记得要与动物保持距离。避免接近流浪动物或野生动物,始终关注婴儿或儿童周围的动物。尽可能远离,预防被咬伤。

第二步:变身侦探,寻找线索。

一旦发现自己被咬了一口,别着急,咱们得先找找有没有伤口或牙印。主动识别,被咬伤后要主动告知家人或老师,并寻求医生帮助。

第三步:清水冲洗,大大作用。

如果伤口有出血,最关键的行动就是彻底冲洗伤口,尽快用清水、生理盐水或肥皂水冲洗咬伤处,这可以减少感染风险,帮你把病毒、细菌冲走。

第四步：保护伤口，疫苗接种。

用无菌辅料保护好伤口，到有犬伤急诊的医院进一步治疗，接种狂犬病疫苗，并进行心理支持。

60 动物咬伤后一定会得狂犬病吗？ ··················

狂犬病是人被感染狂犬病毒的动物咬伤、抓伤、舔舐伤口或黏膜而引起的急性传染病（图11-1）。狂犬病毒存在于这些动物的神经组织和唾液中。因此，会不会得狂犬病，要看动物是否携带狂犬病毒，以及咬伤时是否造成皮肤破损或原本皮肤就有破损。

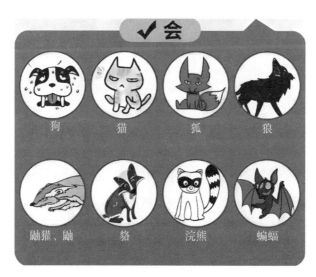

图11-1　可引起狂犬病的动物

61 **什么是"恐水症"?**

如果你突然变得超级怕水,连喝口水都很紧张,这就是狂犬病(也就是"恐水症")的症状之一。除了怕水,风一吹过,你也可能瑟瑟发抖,喉咙还会不由自主地抽筋,走路也变得摇摇晃晃。

一旦发现狂犬病,病情进展得飞快,让人措手不及。而且,最让人头疼的是,一旦发病,想要打败它,难度极大。

所以,遇到小动物,一定要保持距离,别随便招惹它们。万一不小心被咬了,记得马上去医院找医生帮忙,千万别让狂犬病这个"超级反派"有机可乘。

总之,了解狂犬病,认识狂犬病,保护自己,远离危险,让我们一起做聪明的"防疫小卫士"。

62 **狂犬病暴露程度如何分级?**

狂犬病暴露程度分为三级,宿主动物的接触方式、暴露程度、处置原则也不尽相同(表 11 - 1)。

表 11 - 1　狂犬病暴露程度分级

分级	与宿主动物的接触方式 (符合以下情况之一者)	暴露 程度	处置原则
Ⅰ级	① 接触或喂养动物 ② 完好的皮肤被舔	无	确认病史可靠则 不需处置

（续表）

分级	与宿主动物的接触方式 （符合以下情况之一者）	暴露程度	处置原则
Ⅱ级	① 裸露皮肤被轻咬 ② 无出血的轻微抓伤或擦伤	轻度	立即处理伤口，并接种狂犬病疫苗
Ⅲ级	① 单处或多处贯穿性咬伤或抓伤 ② 破损皮肤被舔 ③ 黏膜被动物体液污染	严重	立即处理伤口，并注射狂犬病疫苗或狂犬病被动免疫制剂

63 动物咬伤后注射一次狂犬病疫苗就够了吗？

狂犬病疫苗注射是一个连续多次的过程，在受伤当天，以及第 3、7、14、28 天各注射一剂量（图 11 - 2）。如果单处或多处贯穿性咬伤或抓伤，或破损皮肤被舔，或黏膜被动物体液污染，除全过程注射狂犬病疫苗外，还应注射狂犬病被动免疫制剂。

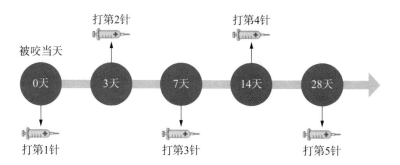

图 11 - 2 狂犬病疫苗注射过程

64 遇到蛇咬伤，我们怎么办？

每年有超过 30 万人不小心被毒蛇咬伤，而其中有十分之一的人因为没及时做好急救而死亡。不过别怕，咱们中国虽然有大约 50 种毒蛇，但它们再厉害，也敌不过咱们的智慧和勇气。

如果你真的遇到了蛇咬伤，一定记住这几招。

第一招，"定身术"。被咬后，千万别乱跑乱跳，尽量保持静止。然后，拿出你的鞋带或裤带，从被咬的地方靠近心脏的那头开始，绑到远离心脏的那头。但别太紧哦，要让血液还能慢慢流过去。每过半小时，记得"松松绑"，让它休息 1~2 分钟。

第二招，冰敷。找到冰袋，轻轻地敷在伤口上，缓解疼痛和肿胀。

第三招，低姿态，更安全。把受伤的胳膊或腿放低，就像是在做瑜伽的"下犬式"，这样也能让蛇毒不那么快速进入你的身体。

第四招，温柔清洗。用流动的水和肥皂，轻轻地、慢慢地清洗伤口，把脏东西都冲走。

65 被蜜蜂、黄蜂蜇伤怎么办？

有时候，蜜蜂可能会不小心在你的脸、脖子、手或小腿上留下个"大包"（图 11 - 3），那就是蜂蜇伤了。

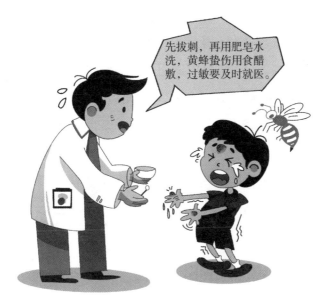

先拔刺，再用肥皂水洗，黄蜂蜇伤用食醋敷，过敏要及时就医。

图 11 - 3　蜂蜇伤

　　首先，别慌，大多数时候，你只会感到有点疼、热热的，还可能红肿、痒痒的，就像被蚊子咬了。这时候，耐心等一等，它自己会慢慢好起来。但是，如果是一群蜜蜂或黄蜂围着你转，或者你对它们的"刺"特别敏感，那就得小心了。

　　第一步，赶紧找个绳子或者布条，绑在被蜇的地方靠近躯干的那端，每隔 15 分钟就要给它松松绑，被绑的时间总共不要超过 2 小时。

　　第二步，用湿毛巾给伤口来个温柔的"拥抱"，让它舒服点。然后,睁大眼睛,仔细检查伤口,看看有没有留下的小刺。找到了? 别急,用镊子或针轻轻地、小心翼翼地把它挑出来,记得要温柔哦,别挤到伤口。

第三步,分清楚是蜜蜂还是黄蜂的"杰作"。蜜蜂的话,就用肥皂水或小苏打水洗洗伤口;黄蜂的话,那就用醋来敷一敷。这样,就能中和掉一部分毒液,让伤口更快好起来。

最后,观察 30 分钟以上,看看有没有头晕、想吐或呼吸不顺畅。如果有,那就得赶紧告诉家长、老师,或者打"120"找医生帮忙。

66　**蜱虫叮咬如何处理**？

蜱虫,悄悄躲在草丛里,或者藏在宠物的毛发里,就等着咬你一口。

当你悠哉地坐在草地上享受阳光,或和毛茸茸的小动物亲密互动时,这些小家伙可能已经悄悄爬上了你的身体。它们可不是来吃素的,而是来"大餐"一顿——吸你的血（图 11 - 4）。吸着吸着,它们就会像吹气球一样,变成黄豆那么大,是不是听起来就让人头皮发麻？

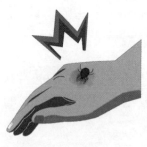

图 11 - 4　蜱虫叮咬

但别怕，遇到蜱虫叮咬，千万别急着"火攻""强拔"或"拍死"。这些方法不仅不能让蜱虫松口，反而让它往你皮肤里钻。就算拔出来了，也可能留下个"小零件"（口器）在里面，那就麻烦大了，可能会让你发热、头疼，甚至全身都不舒服。

那么，正确的做法是什么呢？咱们可以找些凡士林或乙醇，轻轻地涂在蜱虫身上，让它透不过气来，自然而然就"睡过去"了。这时候，你就可以轻松地用镊子把它夹下来了。

不过，如果发现蜱虫的"小零件"还是留在了皮肤里，或者你的身体开始发出"求救信号"，比如发热、头痛之类的，那就得赶去医院找医生帮忙了。

所以，遇到蜱虫，记得要冷静、要温柔，用正确的方法保护自己！

📖 **知识链接**

小心被海洋生物"亲一口"

海底世界虽然奇妙，但有些小生物可是十分厉害的哦！你正在海里玩耍，突然感觉脚下一疼。没错，可能是踩到了长满尖刺的海胆、滑不溜秋的刺鳐，或者是海蜇、海葵和珊瑚。它们有的用棘刺，有的用刺细胞，给咱们"一击",还"附赠"了点毒素。

不过别怕,咱们有对策。首先,赶紧从水里出来,擦干身体。要是感觉不对劲,比如头晕眼花、呼吸困难,那就得赶紧找 AED(虽然这里主要不是用来除颤的,但强调紧急救援的重要性)或拨打"120",告诉医生你遇到了麻烦。

接下来,深呼吸,保持冷静,别慌。我们得仔细检查身体,找出伤口。如果是棘刺类的,就轻轻地、慢慢地,用镊子把它夹出来,记得要温柔哦。

你知道吗?很多棘刺的毒素都是"怕热"的,所以,如果伤口能受得了,就来个"热水澡",泡上 20 分钟,让毒素"知难而退"。但如果是被海蜇这些刺细胞生物蜇了,就得用海水冲洗伤口,把那些触须冲走,记住,千万别用淡水,不然会刺激它们放出更多毒素。

遇到海蜇,别担心,咱们还有"秘密武器"——醋或小苏打溶液。对着伤口冲个 30 秒,那些刺细胞就会"乖乖投降"。不过,乙醇可不是这时候的"救星",别拿错了。如果伤口很疼,就用毛巾包个冰袋,轻轻地敷在上面,但时间不要超过 20 分钟。

好啦,下次去海边玩,记得带上这些知识,保护好自己,享受安全又快乐的海洋探险吧!

第十二课

创伤的院前应急救护处理

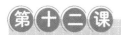 **急救小故事**

　　雨滴滴答答地下着,学校的门口挤满了放学的同学和接他们的家长。突然,一声震耳欲聋的巨响,一辆失控的汽车冲进了人群,造成了好多人受伤。现场一下子乱了起来,大家惊慌失措,尖叫声此起彼伏。

　　在这危急时刻,一些有急救常识的家长和同学挺身而出,第一个发现车祸的同学反应很快,马上拨打了"120"急救电话,并开始给伤者进行简单的急救。他看到有个女生伤得特别重,血流个不停,于是他迅速拿出包里的小毛巾,为她包扎止血。另一位热心家长则奔向一个倒地的大叔,不停地呼喊:"大叔,醒醒! 千万别睡啊!"

很快,专业的急救人员也赶到了现场。他们熟练地检查着每一位伤者,确保每个人都得到及时的救治。其中一个急救人员发现角落里有一位男同学,他脸色苍白,似乎已经昏迷了。急救人员赶紧把他平放在担架上,给他输液,还用颈托固定了他的颈部。

在这过程中,围观的人们也没闲着。他们有的帮忙找伤者的家人和朋友,有的负责维持秩序,确保救护车能够顺利到达每个伤者身边。大家齐心协力,使伤者们得到了及时的救治,脱离了危险。

所以啊,当遇到这种突发事件时,我们不要害怕,要冷静应对。记得拨打"120"急救电话,同时利用我们周围的资源,为伤者提供力所能及的帮助。这样,我们就能一起挽救生命,减少悲剧的发生。

你问我答

你知道吗?创伤可是个全球性的问题,它总是在不经意间闯进我们的生活,成为导致人们受伤甚至失去生命的第三大"凶手"。而在我们国家,创伤已成为我们公共卫生领域的一个大难题。

创伤的破坏力可不容小觑。它会让我们的皮肤软组织变得伤痕累累，更糟糕的是，它还会伤害到我们身体的神经、血管、肌腱、内脏和骨骼，真的是让人提心吊胆。

但是，只要我们及时发现并妥善处理，就能大大减轻它的破坏力，甚至挽救人们的生命。如果我们能在创伤刚刚发生时就迅速采取行动，用正确的方法处理伤口，那么很多人就能避免遭受更严重的伤害。

所以，让我们一起学习创伤急救知识吧，这样，我们就能更好地保护自己和他人的安全啦。

67 哪些情况可以引起创伤？创伤与物理学也存在关联？

创伤常见原因有：交通事故中发生的撞击、碾压、减速等，日常生产、生活中意外发生的切割、烧烫伤、电击、坠落、跌倒等，以及自然灾害和武装冲突中发生的砸埋、挤压、枪击、爆炸等。这些都会造成各种损伤，导致人体组织结构的损害和功能障碍。

创伤与物理学可以说是"纠缠不清"。创伤用各种形式的能量来"破坏"我们的身体。这些能量有五种：机械能、化学能、热能、辐射能和电能。

最常见的能量就是机械能啦，比如你在马路上看到的车祸,那些被撞到的车子和人们,就是被机械能给"破坏"了。而如果你不小心碰到了腐蚀性的化学物质,那就是化学能在侵害你的身体。

你被热水烫到的那一刻,就是热能在"作怪"。而强烈的阳光照在你身上,让你的皮肤感到灼热,那就是辐射能的影响啦！最后,如果你不小心触电了,那就是受到了电能的伤害。

如果我们了解了这些能量是如何"破坏"我们的身体的,我们就能更好地判断自己或他人是不是受伤了,并且知道该怎么去帮助受伤的人。

我们在学物理时知道的牛顿第一运动定律,也就是惯性定律。一辆汽车突然撞到物体停下来,但车里的乘客因为没有系安全带,还会以原来的速度向前冲。这个时候,他们就会导致受伤。

所以,创伤真的很讨厌,它会给我们带来很大的伤害。如果我们不及时救助,甚至可能会让伤者残疾或失去生命。因此,我们一定要学会如何避免受伤。

68 **创伤现场急救的基本技术和分类是什么?**

严重创伤的应急救护应快速、正确、有效,以挽救伤员的生命,防止损伤加重并减轻伤员的痛苦。基本技术是止血、包扎、固定、搬运,以及特殊损伤的早期处理等。

由于受伤方式、损伤形态、受伤部位等不同,对创伤分类也不同。

(1)按有无伤口分类。分为开放性损伤和闭合性损伤。其中,开放性损伤包括擦伤、割伤、撕脱伤及穿刺伤等,闭合性损伤包括挫伤、扭伤、拉伤、挤压伤、爆震伤、关节脱位、闭合性骨折和内脏损伤等。

(2)按受伤部位分类。分为颅脑伤、颌面伤、颈部伤、胸部伤、腹部伤、脊柱伤、骨盆会阴部损伤、四肢伤等。

(3)按受伤部位的多少及损伤的复杂性分类。可分为单发伤、多发伤、多处伤、复合伤等。

69 **创伤应急救护的目的是什么?**

创伤应急救护的目的是争取在最佳时机、最佳地点,尽最大努力去救护最多的伤员。在应急救护中,在有大批伤员等待救援的现场,应突出"先救命,后治伤",要尽量救护所有可能救活的伤员,不能只注意抢救最重的但几乎没有救活希望的伤员,而使更多本可以救活的伤员失去及时救护的时机。

对于非医务人员,更应该把救命放在第一位。一般掌握了现场的救命知识和技能,如清理呼吸道、保持呼吸通畅、止血、包扎等,应用于现场抢救,能够挽救伤员的生命。而治伤则需要专业的医学知识、技能和经验。
（图 12－1）

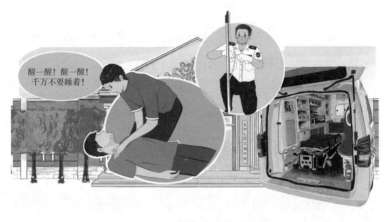

图 12－1　创伤应急救护现场

70 **为什么创伤出血后要马上止血呢**？

　　急救人员赶到现场也需要时间，通常需要 10 分钟
以上。我们身体中的血液约占我们体重的 8％，也就是
说，每千克体重里藏着 60～80 ml 的血液。

　　要是遭遇了严重的创伤，身体就会哗哗地流血。如
果不赶紧止血，生命就会面临威胁。所以，在现场为伤
员止血，是挽救生命的关键步骤。

　　除了止血，我们还要尽快处理那些会危及伤员生命
的外伤，并保持伤员的呼吸道通畅。只要伤员情况允

许,我们应该尽快把他们送到医院,让专业的医生来救治。

所以,同学们,记住啦!在创伤后,紧急止血可是非常重要的哦。(图 12-2)

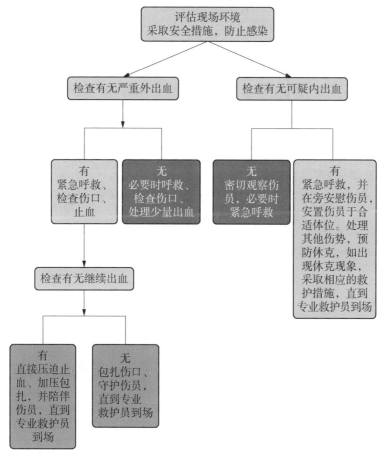

图 12-2 伤口止血流程图

71 紧急止血的措施有哪些呢？

出血根据损伤的血管类型可分为动脉出血、静脉出血和毛细血管出血。动脉血含氧量高，血色鲜红，出血可呈涌泉状或随心搏节律性喷射。静脉血含氧量少，血色暗红，流速较慢，压力较低，但静脉管径较粗，当大的静脉损伤时，血液也会大量涌出。任何出血都包括毛细血管出血，血色鲜红，但出血量一般不大。突然失血占全身血容量的20%（成人失血约800 ml）时，可出现口渴、面色苍白、出冷汗、手足湿冷、脉搏快而弱；失血占全身血容量的20%～40%（成人失血800～1600 ml）时，可出现呼吸急促、烦躁不安；失血占全身血容量的40%（成人失血约1600 ml）以上时，可出现表情淡漠，脉搏细、弱或摸不到，血压测不清，随时可能危及生命。现场止血措施主要包括以下方面。

（1）直接压迫止血。该方法是最直接、快速、有效、安全的止血方法，可用于大部分外伤出血的止血。在止血前快速检查伤口内有无异物，如有表浅异物可将其取出，用干净的纱布或毛巾、手帕作为辅料盖住伤口，用手（如有手套，可戴好手套）直接压迫止血。如果辅料被血液浸透，不要更换，继续再加一层辅料压迫，等待救护车的到来。

（2）加压包扎止血。压迫伤口的敷料应超过伤口周边至少 3 cm。在直接压迫止血的同时，可再用绷带（或三角巾）加压包扎。用绷带（或三角巾）环绕敷料加压包扎。包扎后检查肢体末端血液循环。

（3）止血带止血。当四肢有大血管损伤，直接压迫无法控制出血，尤其在特殊情况下（如灾难、战争环境、边远地区），可使用止血带止血。布条式止血带可在紧急情况时使用，可用领带、衣袖、床单等快速制成。布条式止血带的缺点是没有弹性，使用时压力不均匀，易松开脱落，单独使用很难真正达到止血目的，需要与绞杆配合使用。止血带宽窄度选择时，应做到"宁宽勿窄"，在止住血的前提下，尽量选择宽的止血带。位置选择把握"高而紧"，高：上肢尽量靠近腋下，下肢尽量靠近腹股沟；紧：止血必须彻底（如图 12-3）。

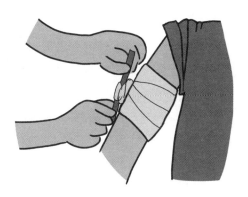

图 12-3　布条式止血带止血

布条式止血带止血的操作步骤为：用折叠好的宽带在衬垫上加压绕肢体一周，两端向前拉紧，打一活结，将一绞棒（如铅笔、筷子、勺把、竹棍等）插入活结旁的圈内，然后提起绞棒旋转绞紧至伤口停止出血为度。再将棒的另一端插入活结套内固定。同时在明显的部位注明结扎止血带的时间。

72 现场有哪些快速包扎方法？

急救现场，对于止血，有效方法就是包扎，主要是"快、准、轻、牢"，防止伤口污染、减轻疼痛，有利于转运（图 12 - 4）。主要包括：

1）绷带包扎

卷状绷带具有不同的规格，可用于身体不同部位的包扎，如手指、手腕、上肢、下肢等。

（1）环形包扎（图 12 - 5）。用于手腕部，肢体粗细相等的部位。伤口用无菌或干净的敷料覆盖，固定敷料。将绷带打开，第一圈环绕稍作斜状，斜出一角压入环形圈内环绕，加压绕肢体绕 4～5 圈，最后将多余的绷带剪掉，用胶布粘贴固定，也可将绷带尾端从中央纵向剪成两个布条，然后打结。

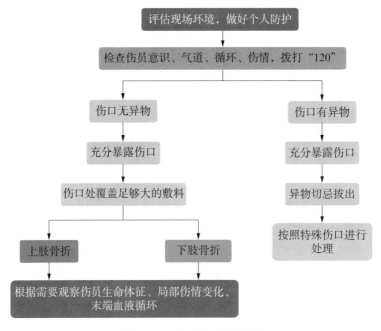

图 12 - 4　伤口包扎流程图

注:特殊伤口处理基本原则为异物刺入不拔出、肠外溢不回纳、离断伤不丢弃、随时观察生命体征。

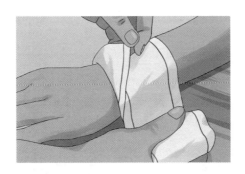

图 12 - 5　环形包扎

（2）螺旋包扎（图 12‒6）。用于四肢相对较大的伤口，伤口用无菌或干净的敷料覆盖，固定敷料。先按环形法缠绕两圈。从第三圈开始上缠，每圈盖住前圈三分之一或二分之一，呈螺旋状，最后以环形包扎结束。

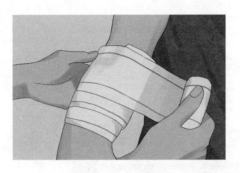

图 12‒6　螺旋包扎

（3）"8"字包扎（图 12‒7）。手掌、踝部和其他关节处伤口，可进行"8"字绷带包扎。伤口用无菌或干净的敷料覆盖，固定敷料。包扎时从腕部开始，先缠绕两圈。经手和腕"8"字形缠绕。最后将绷带尾端在腕部固定。

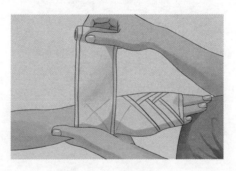

图 12‒7　"8"字包扎

2) 三角巾包扎

三角巾操作简单,使用方便,容易掌握,包扎面积大。三角巾不仅是较好的包扎材料,还可作为固定、敷料和止血带使用。

(1) 三角巾帽式包扎(图 12-8)。将三角巾底边的中点放在眉间上部,顶角经头顶垂向枕后,再将底边经左右耳上向后拉紧,在枕部交叉;压住垂下的枕角,再交叉绕耳上到额部拉紧打结;最后将顶角向上反掖在底边内或用安全针或胶布固定。

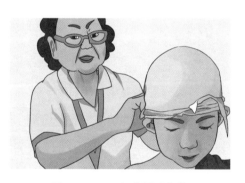

图 12-8 三角巾帽式包扎

(2) 三角巾大悬臂(如图 12-9)。将前臂屈曲用三角巾悬吊于胸前,叫悬臂带,用于前臂损伤和骨折。方法是将三角巾放于健侧胸部,底边和躯干平行,上端越过肩部,顶角对着伤臂的肘部;伤臂弯成直角放在三角巾中部,下端绕过伤臂反折越过伤侧肩部,两端在颈后或侧方打结。再将顶角折回、固定。

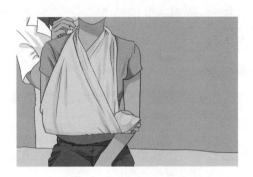

图12‑9　三角巾大悬吊

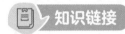知识链接

急救现场正确搬运

当我们在一个安全的地方发现伤员时，其实并不需要急着去搬动他们。但是，如果现场环境危险，或者空间小得让人无法展开急救，那我们就得考虑怎么安全地把伤员搬走啦。

搬运伤员这事儿可不是闹着玩的，特别是当他们的脊柱可能受伤时。这需要我们认真地对待，搬运的标准高、要求严、技术性强，得大家齐心协力、默契配合才行。如果用错了方法，则是雪上加霜，让他们的脊柱受到更大的伤害。

那到底该怎么搬呢？别担心，我们有两种搬运方法可以使用：平托式和滚动式。

我们重点介绍一下平托式。平托式需要让伤员的两腿伸直，两臂放在身体两侧，保持头和身体的直线姿势。然后，三个人一起蹲在伤员的一侧，其中一个人负责保护头颈。三个人的手都放在同一高度，一起用力托起伤员的头、腰、臀和双腿，三个人需动作一致，平平稳稳地把伤员放在坚硬平坦的担架上。

这样，我们就成功地用平托式搬运法，把伤员安全地送到了更安全的地方。记住，团队协作是关键。

第十三课

骨折的院前应急救护处理

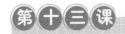

急救小故事

　　一年一度的校园运动会中,小明和小寒,两位足球小将带领两支队伍,正站在决赛的绿茵场上,准备上演一场"巅峰对决"。观众席上,同学们的加油声一阵高过一阵。

　　就在大家屏息以待的时候,小明和小寒为了争夺那颗决定胜负的足球,发生了身体对抗,小明一个踉跄,直接被撞翻在地。这下可不好啦,小明捂着小腿,整个人蜷缩成了小虾米,疼得他直咧嘴,动弹不得。

　　"快! 快找老师!"周围的同学们纷纷行动起来。体育老师赶来,还拉着医务室的校医,现场瞬间成为"紧急救援现场"。校医查看了小明的情况,立刻掏出手机，拨通了"120"，还不忘提醒大家："咱们得给小明来个'原地待命'，别让他移动哦！"

小明的小腿又肿又变形。校医眉头一皱，发现事情并不简单："小腿可能骨折了！"

这时，体育老师拿来冰袋，给小明的小腿进行冰敷。校医则拿出两块夹板，小心翼翼地把小明的腿固定起来。

这一连串的操作，不仅让小明感受到了来自老师和同学们的温暖与关怀，也给在场的每一个人都上了一堂生动的"安全急救课"。原来，面对突发的"小意外"，我们可以这样机智应对，用爱和知识守护彼此的健康与安全！

你问我答

骨折是骨骼受到外力打击，破坏了骨的连续性或完整性，发生完全或不完全断裂。引起骨折的原因，主要包括车祸、高处坠落等。依据骨的完整性或连续性，可分为完全性骨折和不完全性骨折。按骨折断端是否与外界相通，可分为闭合性骨折和开放性骨折。开放性骨折通常更加严重。无论哪种类型的骨折，受伤后都需要紧急固定。

73 受伤后怎么判断自己是不是骨折了？

线索一：疼痛。

如果你受伤的地方疼痛难忍，特别是动一动就像被刀割一样，那可得小心了。骨骼和周围血管、神经受到了损伤。如果伤口流血，并疼得脸色发白，那可能是剧痛休克。

线索二：行动不便。

试试看，你的胳膊还能举高吗？腿能不能像平常那样走路？如果答案是"不能"，那可能就是骨折了。比如，上肢骨折会让你提不动书包；下肢骨折会让你走不了路。骨折会让你连简单的握笔、系鞋带都变得比登天还难，这可不是闹着玩的。

线索三：变形。

正常情况下，我们的身体就像精心搭建的积木。但骨折一来，嘿，积木就散架了！你可能会发现，受伤的地方变得怪怪的，要么短了，要么弯了。这时候，记得告诉家长，你需要专业医生来帮忙。

线索四：出血。

如果伤口还往外冒血，那绝对是开放性骨折的"红色警报"！得赶紧止血，然后去找医生帮忙。

线索五：肿胀。

摸摸看，受伤的地方是不是鼓起了个小包？那是因为骨折后，身体里的"小卫士"（血液和组织液）都来帮忙，结果不小心堆成了"小山"。虽然它们是好心，但还是得让专业的医生来处理这个现场。

好啦！如果你发现了这些线索，记得要冷静，然后第一时间需要去医院找医生，这样，你就能很快恢复健康啦！

74 骨折的类型有哪些？

骨折主要分为两种：

（1）闭合性骨折。骨折断端不与外界相通，骨折处的皮肤、黏膜完整，或仅有擦伤。

（2）开放性骨折。骨折局部皮肤、黏膜破裂损伤，骨折端与外界相通，处理不当，易造成感染。

75 现场骨折的急救流程有哪些？

那么，骨折固定的步骤有哪些呢？咱们一起来看看吧（图 13-1）。

第一步：检查周围环境安全。

首先，检查周围环境是否安全。毕竟，咱们可不想在救人的时候自己也受伤。然后，轻轻拍拍伤者的肩

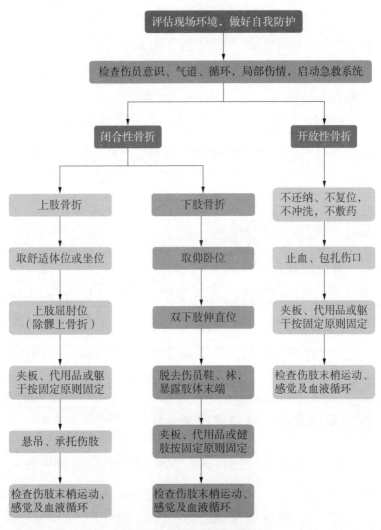

评估现场环境，做好自我防护

检查伤员意识、气道、循环，局部伤情，启动急救系统

闭合性骨折

开放性骨折

上肢骨折

下肢骨折

不还纳、不复位，不冲洗，不敷药

取舒适体位或坐位

取仰卧位

止血、包扎伤口

上肢屈肘位（除髁上骨折）

双下肢伸直位

夹板、代用品或躯干按固定原则固定

夹板、代用品或躯干按固定原则固定

脱去伤员鞋、袜，暴露肢体末端

检查伤肢末梢运动、感觉及血液循环

悬吊、承托伤肢

夹板、代用品或健肢按固定原则固定

检查伤肢末梢运动、感觉及血液循环

检查伤肢末梢运动、感觉及血液循环

图 13-1　骨折处理流程图

膀,问问他:"嘿,你还好吧?"确保他意识清醒,这样我们才能更好地帮助他。

第二步:呼叫专业医生。

遇到骨折时,可以寻求校医的帮助。别忘了,我们还有一群穿着白大褂的医生们。同时,那个神奇的数字"120"也要记牢。

第三步:固定骨折部位。

接下来,咱们要用身边的书本、木板,甚至是树枝,给骨折的地方做个固定。记住,要轻轻地、稳稳地固定住,就像给受伤的地方戴上"保护罩"。千万别随意移动它,不然可能会更疼哦(图13-2)!

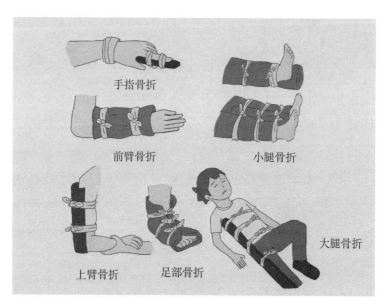

图13-2　不同部位骨折的现场固定

第四步：不要随意服止痛药。

伤员疼得直皱眉怎么办？别担心，我们可以给他一个温暖的拥抱，或者讲个笑话分散注意力。但是千万别随便给他吃止痛药，除非医生说可以。因为，有些药可能会让情况变得更复杂呢！

第五步：休克。

如果伤员看起来脸色苍白，呼吸急促，那可能是休克了。这时候，咱们要保持冷静，给他盖上温暖的毯子，让他平躺着休息，让他慢慢恢复力量。

好啦，希望同学们都能学会这些小技巧，万一遇到骨折的情况，可以勇敢地保护自己和身边的人啦。

76 前臂骨折怎么办？

当你前臂骨折时，应该这样做：

（1）停下动作，保护手臂。当你感觉到前臂疼、肿，还动不了时，记得立刻停下所有动作。轻轻托起受伤的手臂。

（2）固定前臂。我们对前臂进行固定。如果没有现成的木板，别担心，身边的杂志、硬纸板甚至作业本都能派上用场，用这些材料小心翼翼地包裹住前臂，就像给它穿上铠甲一样。

（3）健肢来帮忙。接下来，我们让健康的手臂也来帮忙。用三角巾（没有的话，围巾、领带也可以）把受伤的手臂温柔地悬吊起来。记得在手臂和身体之间加点软垫，别让它硌到。

（4）夹板覆盖，安全又稳固。如果有夹板就更好啦！先给前臂铺上软垫，然后像搭积木一样，一块放外侧，一块放内侧，从手肘到手掌全覆盖。再用条带紧紧绑好，确保它不会乱跑。最后，将三角巾变成大悬臂带，把前臂安全地挂在胸前（图13-3）。

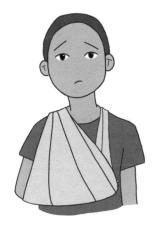

图13-3　前臂骨折夹板固定

（5）检查末梢循环。别忘了，我们还要做一个小小的检查，看看手指尖的颜色和温度，确保血液循环畅通无阻。如果手指变得苍白或冰冷，那就得赶紧调整固定方式，别让它们"缺氧"了。

好啦，小伙伴们，这就是我们的前臂骨折自救"小剧场"。记住，安全第一，遇到紧急情况要冷静处理，并及时寻求大人的帮助哦！让我们一起做自己的健康小卫士吧！

77 摔倒后小腿明显变形，这种情况下
应如何初步判断和处理？

如果你的好朋友在玩耍时不小心摔伤了小腿，出现明显变形，这种情况我们该怎么做？首先，咱们得检查小腿上有没有皮肤破开、骨头露出来。再看看腿是不是肿得像个馒头，还要温柔地问一问受伤的小伙伴："嘿，你哪里最疼？是像针扎一样疼还是火烧火燎的疼？"记得，要冷静地拨打"120"，并告诉小伙伴："别怕，医生马上就来救你！"

接下来，如果发现有开放性伤口，就用干净的布，轻轻盖在上面，这样细菌就进不来了。最好可以再用冰袋冷敷，轻轻将冰袋放在腿旁边，但记住，别直接放在有伤口的地方。

然后，咱们找两本厚厚的书、硬纸板或杂志，把它们放在小腿的两侧，从大腿根一直延伸到脚踝。再用三角巾或者家里的布条，轻轻地绑好这些"固定板"，记得哦，不要绑那么紧，要让血液循环畅通无阻（图 13 - 4）。

绑好后，还要定期检查血液循环，看看脚趾有没有变冷或变色。固定后，让小伙伴舒服地躺着，用衣服或毛毯给他盖上，保持温暖。同时，我们还要分散小伙伴的注意力，直到救护车呼啸而来！

小朋友们,要记得安全第一,遇到紧急情况,冷静处理。

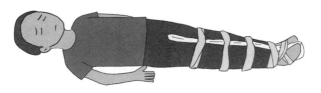

图 13‐4　小腿骨折健肢固定

78 如果跌倒后大腿明显肿胀且变形,怎么初步判断这是一种什么样的伤害?

明显的肿胀和变形表明这可能是一次严重的骨折,通常情况下可能是股骨(大腿骨)骨折,这种骨折常因为巨大外力造成,需要紧急处理。

在等待专业医疗人员到达之前,可以进行初步的固定操作来防止伤情恶化。轻轻脱去伤者的鞋和袜子,检查末梢血液循环是否正常。使用三角巾或其他干净的布料,折叠成宽约 10 cm 的条带。将三条条带穿入腰下,放于腋下、腰部和髋部;三条分别放于骨折近心端、远心端和小腿处;最后一条放于踝关节。

取两块夹板,一块从伤侧腋窝到外踝,另一块从大腿根部到内踝。在夹板与躯干、肢体之间加衬垫,以避免对肌肤造成额外压力。先固定骨折近心端和远心端的条带,然后依次固定腋下、腰部、髋部、小腿和踝部。条带在外侧夹板处打结,踝部用"8"字法固定。

确保所有条带的打结不要过紧,避免影响血液循环。持续监测伤员的疼痛状况和末梢血液循环情况,如趾端的温度和颜色,以确保没有压迫到血管。同时,保持伤者平静,并用衣物或毛毯维持其体温,直至救护车到达。

79 肋骨骨折有哪些表现?

肋骨骨折常见于交通事故、运动损伤、日常生活中,因此,在平时的出行、工作及运动中要遵守法规及相关安全操作规范,在进行对抗激烈的运动时要特别注意运动保护,防止在运动中出现肋骨损伤。由于肋骨有一定的弹性,当胸腔受到外力打击时,肋骨的弹性和支撑作用可以保护里面的重要脏器不受伤害。但如果外力过大,超过了肋骨的承受能力,肋骨就会折断,这就是肋骨骨折。主要表现:

(1)疼痛。骨折处有压痛及挤压痛,可触及骨折断端或骨擦感。合并气胸、血胸或血气胸时,有相应症状和体征。

(2)反常呼吸运动。为多根、多处肋骨骨折造成胸壁塌陷,胸廓完整性破坏,吸气时活动的部分胸壁向胸腔内移动,呼气时部分胸壁向胸腔外凸出。

（3）咯血。伤后数日有痰中带血,提示有肺损伤。

（4）呼吸浅促。常因疼痛所致,但无明显呼吸困难、发绀。

（5）胸痛。受伤处疼痛,深呼吸、咳嗽或变动体位时加重。

现场急救时,让伤员坐位或半卧位,立即拨打"120"急救电话。如果有外伤出血,立即包扎止血,视情况对受伤部位进行固定。在等待救护车过程中,密切观察伤者的呼吸、脉搏,注意保持呼吸道通畅。

📖 **知识链接**

颈椎骨折和肢体离断的急救方法

1) 原来颈椎也会骨折

我们的颈椎,可是我们小脑袋的关键支撑哦。但是,如果颈椎不小心"断"了,也就是发生了颈椎骨折,那可就麻烦大了! 颈椎骨折有哪些危险和急救方法呢?

如果从高高的滑梯上"嗖"地一下滑下来,没坐稳;或是突然刹车,头猛地一甩;或是被高空掉下来的重物砸中头或脖子;或是跳水时姿势不对,都可能让颈椎受伤哦!

颈椎骨折可不是闹着玩的,它不仅会让我们的脖子疼得不敢动,还可能连累到我们的脊髓。这样一来,我们的身体可能会失去控制,手脚不听使唤,甚至感觉不到疼痛,呼吸也可能变得困难。

那么,如果遇到这样的情况,该怎么做呢?

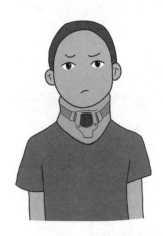

图 13－5　颈托固定

首先,看到有人颈椎受伤,要立刻拨打"120",告诉医生这里需要帮助。

接着,我们要小心翼翼地保护伤者的脖子。然后,轻轻地、慢慢地用手掌和手指托住伤者的头和脖子,不要让它晃动。如果手边有颈托,那就更好了,赶紧给他戴上,保护颈椎不再受伤(图 13－5)。

遇到颈椎骨折,一定要冷静、迅速、正确地行动,我们就能守护他人安全啦! 不过,最重要的还是平时要小心,避免发生这样的危险。

2) 肢体离断急救守则

一般情况下,咱们别急着给离断的肢体冲洗。如果真的脏得不行,那就用温和的水流,轻轻地、慢慢地冲洗，但千万别直接对着伤口喷水。

接下来，找块干净的布，或者无菌敷料，把它紧紧包裹起来。然后，再放入塑料袋，密封好，不让灰尘和细菌"打扰"它。

但是，光这样还不够，我们还要找一个大点的容器，里面放上冰块或冰水，但记住，不是直接让断肢泡在里面。我们要把刚才装好的塑料袋放在容器中，再密封好。

最后，别忘了陪在患者身边，直到"120"急救医生来把患者安全送到医院。

第十四课

过敏反应的院前应急救护处理

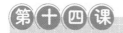
急救小故事

在学校组织的春游活动中，同学们像快乐的小鸟一样，在花海中享受着美食。小红和她的朋友们正忙着大快朵颐。可就在这时，小红的鼻子和喉咙开始发痒，呼吸也变得像刚跑完马拉松一样急促。原来啊，小红对某种花粉特别敏感。

看着小红这副模样，大家都紧张了起来，不过别担心，老师眼疾手快，一个电话就召唤来了校医。校医一到场，立刻给小红送上了抗过敏药和氧气，还询问了小红的"过敏档案"。

经过一番努力，小红终于又可以活蹦乱跳了，大家都松了一口气。

你问我答

一到换季就咳嗽、打喷嚏、流鼻涕？常常误以为是感冒了，但很有可能是过敏。过敏是人体免疫系统的免疫耐受机能发生紊乱，错误地将外界有益（如牛奶、鸡蛋等）或无害的物质（如花粉等）当作有害物质（如细菌、病毒等）去攻击，产生了过激的排斥。在过度攻击这一过程中，身体会引发免疫性炎症，也就引起了过敏反应。

80 **发生过敏反应如何快速反应**？

如果你看到同学脸上突然冒出了皮疹，或是听到他们像在说悄悄话一样，呼吸变得困难，再或者发现同学的眼睛、嘴巴突然肿胀，这时候，记住咱们的"三步走"策略！

第一步：马上让这位小伙伴远离那些可疑的"过敏元凶"。不管是花粉、食物还是灰尘，让它们统统闪开，别再来"捣乱"。

第二步：赶紧去找校医，或者寻求老师协助拨打"120"紧急电话。告诉他们这里需要"紧急支援"。

第三步：保持冷静。在等待医生到来的同时，记得给小伙伴一个大大的微笑和鼓励的眼神，告诉他们："别怕，有我们在！"

81 如何判断过敏反应的严重程度？

首先，咱们说说"轻量级选手"——轻微过敏。它会让皮肤上冒出一些痒痒的小疙瘩。无须太过担心，涂点止痒药，喝点水，基本就能搞定了。

但是，要是遇到"重量级选手"——过敏性休克，那可就得打起十二分精神了。如果你的小伙伴呼吸突然变得十分困难，每次吸气都像在爬山；身体也开始肿胀，特别是脸和手脚；最糟糕的是，眼前一黑，昏厥了。这时候，可不是开玩笑的，得立马拨打"120"急救电话，需要专业的医疗团队来对付它。

82 对于已知过敏史的学生，学校应如何应对？
如何预防校园内的过敏反应？

关于学校里那些对过敏物超敏感的同学们，学校可是有一整套计划来保护他们的哦。

首先，学校会为每位小伙伴建立一份专属的"健康小档案"。这档案里记录了同学们的过敏原，比如小猫的毛、花生，甚至是花粉。有了这份档案，学校就能提前预防啦。

而且，学校里的每一位老师都会接受培训，学会一眼看出过敏的"小信号"，比如皮肤上的红疹，或是突然出现呼吸困难的情况。他们还知道怎么让情况不再恶化。

当过敏发生时，学校的校医可评估学生的状况，并监控学生的反应。无论情况是否得到改善，都应联系"120"，并准备送往最近的医院。

最后，学校还会定期举办"过敏知识大冒险"活动，让学生和家长们一起变身"知识小勇士"，学习更多关于过敏的趣事和应对方法。这样，当真正的"过敏挑战"来临时，大家都能信心满满，应对自如啦！

总之，学校就像是一个温暖的大家庭，用爱和智慧，为每一位小伙伴筑起一道坚实的"防过敏长城"。

83 医务室怎样搞定那些"小敏感"？

当你出现过敏症状时，别慌，咱们马上去医务室，轻松应对那些"不速之客"。

谁容易过敏呢？

家有遗传的你。你知道吗？家里要是有人过敏，你也很可能"继承"。所以，如果家里长辈或兄弟姐妹有过敏史，记得告诉校医提前防备。

住在尘螨环境的你。其实地毯、沙发、床底下都有大量尘螨。再加上家里还有花草、宠物，简直是过敏的"完美风暴"。如果你家是这样的，记得常打扫，来个大扫除，让尘螨无处藏身。

"无菌"也烦恼。你知道吗？太干净可能也是个问题！就像小时候没经历过"泥巴大战"的孩子，长大后可能会对花粉、灰尘更"敏感"。所以，别太追求"无菌"，偶尔让身体接触一下自然，也是种锻炼哦。

医务室的"防过敏秘籍"：

（1）快速识别，冷静应对。一旦发现过敏症状，比如皮肤发红、打喷嚏、眼睛痒，第一时间告诉校医。他们会迅速判断，给你最贴心的"解药"。

（2）记录"过敏日记"。记录下每次过敏的时间、地点、接触了什么。这样，就能找到"真凶"，让你远离那些过敏原。

（3）保持环境清洁，但不过度。定期打扫，特别是那些尘螨爱去的地方。但别忘了，留点"自然"给身体。

（4）紧急时刻，不慌张。医务室里急救包"随时待命"。但最重要的是，你要学会冷静，记得告诉校医你的过敏情况，大家一起守护你。

记住，过敏不可怕，只要我们了解它、预防它，就能和它"和平共处"啦。

84 常见的过敏原有什么？

过敏原是诱发过敏反应的抗原物质，常见的过敏原如下（见图 14 - 1）。

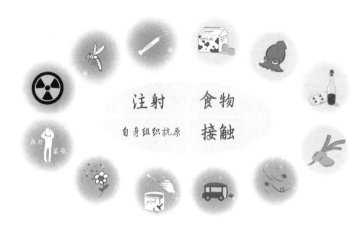

图 14 - 1 常见过敏原

（1）食入性过敏原。如牛奶、鸡蛋、鱼虾、牛羊肉、海鲜、动物脂肪、异体蛋白、消炎药、香油、香精、葱、姜、大蒜等。

（2）接触性过敏原。如冷空气、热空气、花粉、柳絮、粉尘、螨虫、动物皮屑、油烟、油漆、汽车尾气、煤气等。还有一般的日用品，如香水、指甲油、化妆品及橡胶等。

（3）注射式过敏原。如青霉素、链霉素、异种血清等。除了某些注射药物外，还包括昆虫叮咬、黄蜂和蜜蜂等的刺蛰。

（4）自身组织抗原。精神紧张、工作压力，或是受微生物感染、电离辐射、烧伤等生物、理化因素影响，而使结构或组成发生改变的自身组织抗原，以及由于外伤或感染而释放的自身隐蔽抗原，也可成为过敏原。

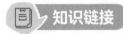 **知识链接**

过敏的识别与干预

1）过敏性疾病

过敏性疾病以速发型过敏反应比较常见，主要有皮肤过敏反应、呼吸道过敏反应、消化道过敏反应及过敏性休克等。

常见的疾病包括过敏性鼻炎、接触性皮炎、湿疹、支气管哮喘、过敏性紫癜、过敏性休克等。过敏是人对外界物质不能耐受而产生的过敏反应。这种过敏反应可以发生在人体的任何部位。出现以下症状，要留意是否有过敏。

（1）出现腹痛、腹泻，排除感染后，要检查是否患有过敏性胃肠炎。

（2）有皮疹伴瘙痒，食用某些东西后会加重，要检查是否患有过敏性皮炎。

（3）出现鼻痒、鼻塞、流鼻涕、打喷嚏等症状，排除感染后，要检查是否患有过敏性鼻炎。

（4）眼痒，同时伴有鼻痒、打喷嚏等，要检查是否患有过敏性结膜炎。

（5）咳嗽、喘息，排除感冒后，要检查是否患有变异性咳嗽和过敏性哮喘。

（6）出现食物依赖运动激发性过敏反应。这是一种食物过敏，最常见的食物是小麦。这种食物过敏，如果食用后不运动，它没有任何表现。但是剧烈运动会诱发过敏。这种运动激发的食物过敏，常会导致过敏性休克。如果是小麦过敏，摄入小麦制品后一定不能剧烈运动。或者在运动之前，一定不能吃面包等小麦制品。

（7）有些偏头痛是由于食物过敏而引起的。偏头痛患者排除了神经系统疾病以后，还要检查是否患有食物过敏。特别是那些长期不明原因的偏头痛，一定要到专业机构就诊。

2）出现过敏的救与防

一旦出现过敏症状，需要及时到医院就诊，在医生指导下进行治疗，对引发过敏的原因进行控制与干预。

（1）迅速脱离过敏原。立即去除或远离过敏原、取舒适体位。数据显示，环境中每克灰尘中尘螨数量超过50只，就可诱发过敏和哮喘。环境中每克灰尘中尘螨数量超过 100 只,有极高的导致哮喘急性发作的危险。因此,降低家中尘螨浓度是过敏性疾病防治的重要环节。

（2）及时呼救。在疑似出现全身性过敏或严重过敏反应时,应立即呼叫"120"。

（3）药物对症治疗。最常用的是口服抗组胺药,也就是大家常说的抗过敏药物,如西替利嗪、氯雷他定、咪唑斯汀、依巴斯汀等。一些外用药物和局部性药物的治疗,也可以有效缓解不适症状。用药需要在医生的指导下进行。

（4）保证呼吸道通畅。松开过紧的衣物,保持气道通畅,如果发生呕吐,应注意防止窒息。如发生心搏骤停,应立即实行心肺复苏、直至"120"救护车到达。

（5）脱敏治疗。脱敏治疗是将外界无害物质从小剂量逐渐增加,让机体产生免疫耐受的治疗,医学上称为特异性免疫治疗,是目前世界卫生组织推荐的唯一针对过敏病因进行治疗的方法。

（6）过敏人群的健康管理。过敏健康管理是对那些担心过敏疾病发生或在全生命周期中处于亚健康状态的人群,如处于湿疹和过敏性鼻炎之间状态的过敏人群,所进行的针对健康意识、环境过敏原、人体生理心理因素,以及过敏筛查、复查的管理。

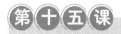

触电的院前应急救护处理

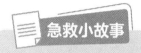急救小故事

在科学节的舞台上，小"科学家"们正忙着展示各种科学小实验。突然，一声"哎呀!"，一位同学的手指不小心和裸露的电线来了个"亲密接触"。

老师听到呼救后，一下就"飞"到了现场。她眼疾手快，一把拔掉了电源插头，然后大喊："大家退后，保持安全距离哦!"同时，她还拨打了"120"急救电话。

那位同学呢? 他看起来面色苍白得像一张白纸，呼吸也十分急促。

经过一番手忙脚乱地"紧急救援行动"，这位同学的脸色终于慢慢恢复了红润，呼吸也平稳了许多。这时，医护人员带着专业的设备，给同学来了个检查,然后小心翼翼地护送他去了医院,确保他完全没事。

这次小插曲,虽然惊心动魄,但也给大家上了一堂生动的安全课。学校从此更加重视电器安全,电线和电器设备都成了重点保护对象,定期检查。而同学们呢,也学会了如何在用电的时候里保护自己。

所以,同学们,记住哦!电虽然神奇又有趣,但也是个需要小心对待的朋友。我们在探索科学的奥秘时,一定要记得安全第一,别让好奇心变成小麻烦。让我们一起做聪明的探险家,安全地感受科学的乐趣吧。

你问我答

人体本身就是良好的导电体,电流通过人体就可造成触电。当人触电后,电流可能直接流过人体的内部器官,导致心脏、呼吸和中枢神经系统功能紊乱,形成电击。

85 什么是触电?

电可是个"热量转换高手",它一进入你身体,就能把电流的能量变成热量,然后给皮肤来个电灼伤。不过,别担心,电对人体的伤害程度,得看几个关键因素:电压有多高、电流有多强,是直流电还是交流电。

现在,咱们来聊聊触电的症状。

(1)肌肉抽搐。如果电流为 0.02～0.025 A,你的肌肉可能会突然来个短暂的抽搐。

(2)呼吸困难。但要是电流加大到 0.05 A 以上,你可能会觉得呼吸变得很困难。

(3)心律不齐。如果电流超过 0.1 A,心脏可能会受到严重影响。

总之,同学们要记住,电是很危险的,千万不要随便玩电。遇到触电的情况,要冷静,迅速切断电源,然后找大人帮忙。安全用电,从我做起,让电乖乖为我们服务,而不是成为我们的"捣蛋鬼"!

86 触电的损伤有哪些?

触电后分为直接损伤和间接损伤。触电后的直接损伤可分轻、中、重三个等级。轻度、中度损伤者可能会出现血压下降、抽搐、尖叫、心律不齐、休克等症状,而重度损伤者会因电流通过心脏引起心室颤动,造成心搏骤停,或电流通过呼吸肌,引起肌肉强直收缩,造成呼吸停止。触电后间接损伤主要包括电灼伤,局部组织出现焦黄或炭化、肌肉凝固等一系列变化。不慎跌倒时甚至会并发颅脑伤、胸部伤、内脏破裂、脱臼和骨折等病症。触电的种类主要包括以下几种。

（1）单相触电。这是最常见的触电方式，当人体某一部分接触带电体的同时，另一部分与大地相连，电流通过人体、皮肤和地面形成环形通路。

（2）双相触电。人体的不同部分同时接触两相电源造成的。电流从电位高的一根电线，经人体传导流向电位低的一根电线，形成环形通路而触电。

（3）跨步电压触电。当一根电线断落在地上，由于电磁场效应，以此电线落地为中心，在 20 m 之内的地面上有许多同心圆周，这些不同直径的圆周上的电压各不相同。离电线落地点中心越近的圆周电压越高，离中心越远的圆周电压越低。如果人或牲畜站在距离电线落地点 8～10 m 以内，就可能发生触电事故，这种触电称为跨步电压触电。

（4）接触电压触电。电器设备因绝缘损坏造成接地故障时，人体两个部分（手和脚）同时接触设备外壳和地面，会造成人体两部分的电位差，导致触电。

（5）感应电压触电。人触及带有感应电压的设备和线路时造成的触电事故。

（6）剩余电荷触电。当人体接触到带有剩余电荷的设备时引起的放电事故。

 触电的现场，我们该怎么做？

不要盲目施救，向附近的成年人求救，及时拨打"120"急救电话。据不完全统计，从触电算起，5分钟内赶到现场抢救，则抢救成功率可达60%。但若超过15分钟才抢救，多数触电者将会死亡。因此，触电的现场抢救应做到迅速、及时、准确、高效，及时拨打"120"急救电话。主要包括五个步骤：

（1）拉。指就近拉开电源开关、拔出插头。

（2）切。立即切断电源，防止二次触电。当电源开关、插座等距离触电现场较远时，不要直接用手触碰受伤者，除非确信现场已安全。多芯绞合线应分相切断，以防短路伤人。

（3）挑。如果导线搭落在触电者身上或压在触电者身下，可使用干燥的、非导电的材料（如木棍）将受伤者从电源处移开，使触电者脱离电源。

（4）拽。救护人可戴上绝缘手套等拖拽触电者，使之脱离电源。如果触电者的衣裤是干燥的，且没有紧缠在身上，救护人可直接用一只手抓住触电者不贴身的衣裤，将其脱离电源。但要注意拖拽时切勿接触触电者的皮肤。

（5）垫。如果触电者由于痉挛，手指紧握导线，或导线缠绕在触电者身上，可先用干燥的木板塞在触电者身下，使其与地面绝缘，然后再把电源切断。

由于高压电源装置的电压等级高，一般绝缘物品不能保证救护人员的安全。此外，高压电的电源开关通常远离现场，难以方便地切断电源。因此，脱离高压电源与脱离低压电源的方法有所不同，需要电话通知相关供电部门拉闸停电。

88　触电后在等待救护车到来时，应如何处理？

（1）安全第一。当我们的朋友不小心触电后，首先要做的就是让他远离电源，然后让他轻轻地躺下。记住哦，要让他的脸朝上面，这样呼吸才能畅通无阻。还有，尽量不要移动太大，防止他再受伤害。

（2）查看意识、呼吸。接下来，我们要仔细观察触电的人是否清醒，能不能和我们说话，还有他是不是在呼吸。如果他只是有点头晕、冒冷汗，别担心，让他在暖和又通风的地方好好休息，但要记得有人守在旁边，确保他一切都好，然后等医生来带走他。

（3）心肺复苏。如果触电者无意识，眼睛也不眨了，连呼吸都停了，这可就是紧急信号啦。这时候，我们要对他进行心肺复苏。

（4）冷水冲洗。如果触电者身上有烧伤，别害怕！我们可以用凉水给他轻柔地冲洗，但千万别用冰块。然后，轻轻地用干净的布包扎一下，保护他不受感染的侵害。

好啦，同学们，记住，安全第一，遇到紧急情况要冷静，及时寻求大人的帮助。

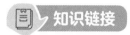 **知识链接**

防触电小贴士

（1）正确用电。当发生电器故障时，家庭成员应寻求专业人员协助，不要冒险带电操作。使用电吹风、电熨斗、电炉等家用电器时，人不能离开。当发现电器设备冒烟或闻到焦味时，应及时切断电源并检修。

（2）定期检查和培训。电器设施和设备定期检查，确保没有裸露的电线或损坏的设备。加强对学生的用电安全教育，教授他们如何正确、安全地操作电器设备，不使用劣质的电器产品。

（3）预防。关闭电器后要及时切断电源，不能用湿布清洁插座，不要在高压电线附近放风筝。

（4）特别提醒。雷击也是一种触电形式，在户外遇到雷雨天气，不要接打手机，不要在大树下、变压器下避雨。

第十六课

心理创伤的疏导

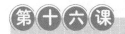

心理小故事

今天艳阳高照。小玥作为暑期义卖活动总策划,她看着宣传摊位前稀落的行人,耳边传来手工艺社成员小美焦急的声音:"雨伞卖不出去怎么办?上个月缝制了三百把呢!"小玥攥着草帽的手心全是汗。心理辅导老师周老师走过来,对小玥说:"还记得我们练习的正念呼吸吗?"

小玥想起,三周前的班会课上,周老师曾教过大家正念呼吸法缓解焦虑。"现在想象自己站在暴雨中,"她带着学生闭眼练习,"想象雨水顺着伞滑落的声音,注意呼吸时胸口起伏的幅度。"

小玥跟着周老师的节奏慢慢地深呼吸,逐渐调整好情绪。小玥忽然发现,行人正好奇地打量她们的手工艺品,有个小男孩指着草帽上的蝴蝶结说:"妈妈,这个像彩虹!"

傍晚收摊时,小美把最后一把雨伞拿在手里。她和小玥手拉着手,相视而笑,夕阳把她们的影子拉得很长很长。

第二天,广播站"心理急救箱"栏目的主持人小玥的声音清亮如初:"当你被焦虑困住时,记得打开内心的晴雨伞。校心理咨询室每天中午开放,还有悄悄话信箱等着你的故事!"

你问我答

心理健康又指精神健康,主要包括心理的各个方面及活动过程处于一种良好或正常的状态,主要有以下特征:①智力正常。②情绪稳定,心情愉快。③自我意识良好。④思维和行动协调统一。⑤人际关系融洽。⑥适应能力良好。心理健康与身体健康密切关联、相互影响、相互促进,心理健康和身体健康是同等重要的。

89 什么是心理急救?

同学们,你们知道吗?有时候,我们可能会遇到一些让我们感到难过、害怕或困惑的事情。这时候,就需要一个超级厉害的心理急救医生来帮我们。

心理急救医生可是个很厉害的角色哦!他们不仅很懂得关心人,还知道怎么在我们最需要的时候,给予我们最温暖的支持和帮助。他们的目标就是让我们的心情变得稳定,让我们的行为和思考都能回到正常的轨道上。

如果你不小心摔了一个大跟头,膝盖上破了个小口子,你会怎么做呢?当然是要找医生来消毒、包扎伤口啦!心理急救也是这样的,当我们出现心理问题时,就需要找心理急救医生来帮我们评估一下情况,看看我们是不是需要进一步的帮助。

所以,同学们,如果你们自己或朋友遇到了什么不开心的事情,不要害怕,记得找心理急救医生。心理急救医生的工作就是用专业的知识和经验,来帮助我们缓解心理问题,他们还会告诉我们一些方法,让我们能够更快地适应新的情况,让我们的行为和思考都能更加顺畅。

90 进行现场急救时可以提供哪些心理干预和支持?

人在遭遇意外伤害或突发伤病时,个体的认知通常会变得狭窄,情绪通常会经历一系列复杂且强烈的变化,这些变化可以从即时的应激反应扩展至长期的心理调适过程。现场施救人员除了给予物理的救助,及时的心理干预和支持也有助于个体更好地应对这些情绪变化,促进身心康复。

这些干预和支持包括:

(1)稳定情绪。首先,最重要的就是要保持冷静。当面对困难时,你的内心要稳如泰山,不能慌乱。你的言行平稳,患者就会觉得特别安全。

然后,我们还要学会表达关心与同情,用你的言语去温暖那些受伤或患病的人,让他们知道你始终站在他们身边。

最后,我们要尊重对方的感受。当他们感到害怕、痛苦或焦虑时,我们要允许他们表达出来,并且告诉他们:"这些感受都是正常的,我们都在经历呢。"

(2)建立信任。简明扼要地说明接下来会发生什么,比如等待救护车的到来、正在进行的急救措施的意义等。告诉他们医疗专业人员正在赶来的路上,他们会得到专业的救治。

(3)减轻恐慌。根据情况引导对方转移注意力,例如询问他们的名字、讲述轻松的话题。握住他们的手,给予肢体接触的安慰,但要注意尊重个人空间和文化差异。

(4)维护尊严。尽量在实施急救措施时保护其隐私,尤其是在公众场合。尽可能在处理伤口或移动患者时避免增加其羞耻感或不适。

（5）倾听与沟通。有效地倾听,避免过多的问题,让他们有机会诉说自己的感受和需求。避免不必要的负面信息传递,如过于详细的伤病情描述或预后不良的推测。

（6）鼓励合作。如果患者能配合,指导他们进行必要的自救或互救操作,这可以提高其控制感和自尊心。

（7）关爱儿童和特殊人群。对于儿童,可以使用易于理解的语言,提供安抚玩具或物品,让其感受到安全。对于老年人或其他有特殊需求的人群,要特别关照其特殊情感需求和心理状况。

总之,在紧急情况发生时,我们不仅要关心身体的伤口,还要照顾到心理的"伤口"。心理疏导就像是一剂神奇的"心灵创可贴",能帮助患者减轻精神痛苦,让他们的心情变得平静一些。

当然啦,如果条件允许的话,最好是请专业的心理危机干预人士来帮忙。他们能够更专业地帮助受害者走出心理阴影,重新找回快乐和自信。

所以,在紧急情况下,别忘了给受害者送去一份心理疏导。让他们知道,他们并不孤单,有我们在身边陪伴着他们。

哪些训练可以让我们心理变强大？

当我们遇到一些不开心的事情时，不妨试试这些放松训练，让自己快速恢复过来。

我们来说说第一个小训练——腹式呼吸放松。你深深地吸一口气，让空气悄悄钻进你的肚子里。然后，再慢慢地、慢慢地把这口气吐出来。这样一吸一呼，你的身体就会慢慢地放松下来。

再来说说第二个小训练——渐进式肌肉放松。这个名字听起来可能有点复杂，但其实很简单。从头顶开始，让你的头皮放松；然后，再让你的脸部肌肉、颈部、肩膀都放松下来；接着，再慢慢地放松你的手臂、手指，一直放松到脚趾。

以上的放松训练大家可以按照自己的需要自行练习或接受专业训练。

面对考试，我总是紧张到不能正常发挥怎么办？

通常在考试前，我们多少会有点紧张，这是正常的。适当的紧张，会使我们更加专注，但过度的紧张又会使我们注意力不集中，无法正常发挥，这又被称为"考试焦虑"。考试焦虑是焦虑的一种表现形式，它和其他焦虑相似,如紧张、担忧、害怕,面色苍白或潮红、心跳加速、手抖、坐立不安,严重时还会出现头疼、胃疼、腹泻、尿频。

为什么会出现考试焦虑?主要跟自己不正确的认知相关,如总是觉得自己没有准备好、对这次考试期望过重或是无限放大考试失败带来的结果。

如何应对考试焦虑?

(1)努力但不苛求地备考。按照学习计划复习,不过度苛求自己,实际上从来都没有"准备完美"的考试。

(2)向身边人倾诉或写下你的焦虑。尝试把自己的担忧倾诉出来,承认和表达自己的情绪。

(3)挑战自己的不合理认知。我在担心什么?自己一定会失败吗?失败了会怎样?

(4)如果自己无法克服,可以寻求专业心理机构帮助。

93 在别人看来我很乐观,但我内心充满绝望,我常暗自流泪,觉得生活无趣,我该怎么办?

你知道吗?有时候我们的心情可能会变得特别糟糕,就像被乌云笼罩一样。你可能会觉得很沉重,好像自己什么都做不好,总是责怪自己。对平时喜欢的事情也提不起兴趣,感觉整个人都懒洋洋的,没有活力。甚至,你可能会发现自己的体重突然增加或减少,且要么失眠，要么睡得太多。这时候，你可得小心了，可能是抑郁症在偷偷靠近你！

你可能会想："我为什么总是这么不开心，却还要装作很开心的样子呢？"是不是因为你觉得自己的问题很羞耻？或者你不想承认自己得了抑郁症？还是担心自己会成为别人的负担？其实，抑郁症就像是一场心理感冒，不是你的错，也不是你胆小、懦弱。

所以，当你感到难过的时候，别害怕，也别害羞。勇敢一点，告诉父母或老师，他们一定会帮助你的。你还可以去找心理老师、心理医生或是精神科医生，他们都是专业的，可以帮助你更好地面对抑郁症。告诉他们你的感受，你会发现，就算是难过的你，也可以被尊重、被理解、被关爱。

94 **如何面对重大丧失？**

当身边那个特别重要的人突然离开了我们，我们心里肯定特别难受，这是非常正常的反应，因为我们的心里充满了对逝去亲友的爱和思念。就像一片被秋风吹落的树叶，它会随风飘舞，但最终会落到地上，我们也会慢慢接受这个事实。

但是呢，如果这种悲痛的感觉一直持续，比如超过了一年，或者我们总是过度怀念，无法接受亲友已经离开的事实,甚至开始回避现实,那就可能有点问题了。还有如果我们变得麻木、冷漠,对什么都提不起兴趣,或者总是很容易生气,也可能是悲痛过度的表现。更糟糕的是,如果我们开始自责,觉得是自己导致了亲友的离世,或者觉得生活失去了意义,那就更需要警惕了。

如果你或你身边的人有这样的情况,那可不是小事哦!记得要及时寻求专业机构的帮助,让专业的医生来给我们支招,他们可以帮助我们走出阴霾,重新找回生活的色彩。所以,别害怕,别犹豫,让我们一起勇敢面对,迎接更美好的未来吧!

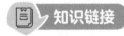

心理援助的方式

你知道吗?有时候,当我们心里有些小烦恼或大困扰,但身边又没有专业的心理老师或医生可以倾诉时,我们其实还可以拨打心理援助热线——962525。

这个热线就像是一个 24 小时不打烊的"心灵超市",不管你什么时候需要帮助,它都在那里等着你。它还有很多优点:

首先,它超级及时。就像你突然饿了想吃夜宵,心理援助热线就会马上送来"心灵夜宵",让你的心情立刻变得好起来。

其次，它还特别保密。你可以放心地跟它说你的心事，不用担心被别人知道。它就像一个超级贴心的朋友，会帮你保守所有的秘密。

再来，它还很有自主性。你可以根据自己的需要选择何时拨打热线，就像你决定今天吃什么一样自由。

还有啊，它还很经济实惠。不用你花一分钱，就能享受到专业的心理帮助，简直是心灵版的"免费午餐"。

最后，它还特别方便。只要你有一部手机，随时随地都能拨打热线，就像点外卖一样简单快捷。

所以，当你觉得心情有点低落的时候，不妨试试拨打心理援助热线吧。让它帮你赶走心里的"小怪兽"，让你的心情重新变得阳光明媚。

目前全国有许多心理热线，既有国家级心理热线，也有各省、自治区、直辖市的心理热线，也有市级或高等院校的心理热线，现摘录国家及上海市的心理热线（截止到 2024 年 4 月 30 日）。

全国青少年心理咨询热线：12355。

全国妇女儿童心理咨询热线：12338。

上海市心理热线：021－962525。

国家卫生健康委设置了全国统一心理援助热线：12356（2025 年 5 月 1 日起）。

第十七课

突发各类伤害事件怎么办

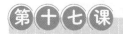
急救小故事

在 2008 年 5 月 12 日发生的汶川特大地震中，桑枣中学的师生们在校长叶志平的带领下，创造了一个奇迹。这所位于地震重灾区的中学，2 300 多名师生在短短 96 秒内全部安全地撤到操场，无一人伤亡。这个奇迹的背后，是校长叶志平多年来对学校安全教育和建筑加固的坚持和努力。

叶志平校长自 1995 年担任桑枣中学校长后，就重视学校的安全问题。他发现学校新建的实验教学楼存在严重的安全隐患，楼板缝隙中填的不是水泥而是水泥纸袋，承重柱也不符合标准。面对这样的危楼，叶校长下定决心进行维修加固。从 1997 年开始，他分步骤对教学楼进行改造，包括拆除与教学楼相连的厕所楼、重新灌注混凝土加固楼板、加粗承重柱等。这些工作都是在不影响学生正常上课的情况下,利用假期和周末时间完成的。

除了对建筑的加固,叶志平校长还非常重视安全教育和紧急疏散演练。从 2005 年开始,他每学期都会组织全校师生进行紧急疏散演习,详细规划每个班的疏散路线,确保在紧急情况下能够快速、有序地撤离。

在地震发生时,平时的严格训练派上了用场,老师和学生们按照平时的演练,熟练地进行安全撤离。当地震波一来,老师大喊:"所有人趴到桌子下!"学生们立即趴到桌子底下。然后,老师们把教室的前后门都打开,防止地震使门板变形。震波一过,老师引导学生们立即冲出了教室,老师站在楼梯口引导学生有序撤离,防止学生摔倒或发生拥堵,保障每一个学生都能够安全撤离教学楼。全校 2300 多名师生仅用了 96 秒,从不同的教学楼和不同的教室中,全部安全地撤到操场,创造了无一人伤亡的奇迹。

当时,叶志平校长正在绵阳办事,地震发生后,他心急如焚地赶往学校。当他到达学校时,看到学生们已经安全地聚集在操场上,老师们站在最外圈保护着学生,他流下了激动的泪水。这一刻,他知道自己多年的努力没有白费,所有的辛苦都是值得的。

这个故事不仅是一个关于自然灾害下如何抗灾救灾的案例,更是一个关于责任、准备和爱的深刻故事。叶志平校长的事迹告诉我们,通过事前的准备和教育,我们可以在面对灾难时保护更多的人免受伤害。

你问我答

伤害事件可依据发生的原因分为自然伤害事件和人为伤害事件。自然伤害事件是以自然环境变异为主要原因,危害人类生命财产和生存条件的自然现象,包括地震、火灾、洪涝、滑坡、泥石流、台风等。我国是世界上自然灾害最为严重的国家之一,灾害种类多、分布地域广、发生频率高、造成损失重。人为伤害事件则是由人为因素直接或间接导致的各类伤害事件。

95 自然伤害事件有哪些?

大自然有时候也会闹点"小脾气",咱们也叫它"自然灾害"。气象局一旦发现风吹草动,就会赶紧给大家发出预警信号。不过,这些信号分好多类,比如台风、暴雨、暴雪,还有寒潮、大风、沙尘暴,甚至高温、干旱,以及雷电、冰雹、大雾、霾、道路结冰。每种信号都有它的紧急程度,从低到高分别是蓝色、黄色、橙色到红色。为了应对,我们总结了一套八字秘籍——"学、备、听、察、断、抗、救、保"。

（1）学。要学习有关各种灾害及避险的知识。

（2）备。做好个人、家庭物资准备,必备的 10 种防灾器材包括:清洁的水、食品、常用药、雨伞、手电筒、御寒用品和生活必需品、收音机、手机、绳索、适量现金。此外,必须增强防灾心理素质,面对灾害,不必过于紧张、惊慌、恐惧,要保持乐观心态,尽量放松,不要对外来援救失去信心。

（3）听。通过多种渠道,如电视、手机短信和官方微博、微信公众号、抖音等,及时收看、收听各级气象部门发布的灾害信息,不可听信谣传。

（4）察。密切注意观察周围环境的变化情况,一旦发现某种异常现象,要尽快向有关部门报告,请专业部门判断,提供对策措施。

（5）断。在救灾行动中,首先要切断可能导致发生灾害的电、煤气、水等。

（6）抗。灾害一旦发生，要有大无畏精神，号召大家避险抗灾。

（7）救。利用已经学过的救助知识，组织自救和互救，在大火、大水中互相帮助逃生，利用准备的药品对伤员进行抢救，注意做好卫生防疫工作。

（8）保。除了个人保护外，还应利用社会防灾保险以减少个人经济损失。

96 台风来袭，我们应该如何应对？

台风，风力可达12级。

台风可是破坏力十足！房子、广告牌，还有那些高高大大的树木，在它面前，一吹就倒了。

但是，你知道吗？在台风这个"大魔王"的中心，却藏着一个神奇的台风眼。这里就像是避风港，风平浪静，阳光明媚。而且，台风眼还不小呢，半径有5～30千米那么大。

面对台风来临前，我们要注意：

（1）持续关注官方天气预报，做好预防准备工作。

（2）关紧门窗，紧固易被风吹动的搭建物，如阳台不要摆放易落物品。

（3）不要在危旧房屋、可能受淹的低洼地区等停留。

（4）检查电路、炉火、煤气等设施是否安全。

（5）储备足够的食物、饮用水、照明设备、防雨装备及必要的医疗用品，以备不时之需。

（6）在台风期间，应尽可能留在室内，避免外出。

（7）在遇到大风和雷电天气时，谨慎操作电器，以防触电风险。

97 **地震突发，如何紧急自救、互救？**

地震来啦！别怕，咱们有"安全小秘籍"。

地震时地壳剧烈抖动，房子摇啊摇，还可能带来一连串次生灾害。但别怕，学几招，咱们遇到地震时不要慌。地震逃生要记住："勿慌乱、先躲避、后撤离，找空间、保护头、忌电梯。"

1）室内避震

（1）低楼层。门一开，风一样跑向室外空地。

（2）高楼层。找桌子、床当"盾牌"，躲下面；厨房、卫生间，小空间也安全；别靠近玻璃、门窗等易碎品。记住，别往衣柜里钻。

（3）公共场所。别慌，别挤，排椅下躲一躲，吊灯、电扇要远离。

（4）电梯中。别按楼层键了，直接按紧急铃，等它开门就跑，被困了就打求救热线。

（5）安全三角区。床下、桌下、墙角，抱紧桌腿，枕头护头，还可防尘。

（6）地铁。以狭义的地铁（在地下隧道行驶的地铁）来说，地铁是较为安全的地方。地震来临时如果身处地铁中，可以继续在地铁中藏身，待安全后再逃出。

2）室外避震

（1）户外。高楼大厦绕道走，走路别乱跑，摔倒可不好。

（2）车上。扶手抓牢，座位边靠，等地震停了再逃跑。

（3）海边。海啸来袭快逃跑，高地才是安全岛。

（4）野外。山脚陡崖别靠近，石头滑坡很要命，山崩来了两边跑。

（5）地下人防工程。人防工程主要用于躲避空袭，如果地震来临，处于地下人防工程内的人员还是要择机转移到地面，室外开阔地是最好的防震场所。

3）自救小妙招

（1）被压别硬撑。搬不动就别动，湿布捂口鼻，防尘又防烟。

（2）求救有妙招。敲敲打打传信号，大声喊叫耗体力，不如省力等救援。

（3）支撑小空间。砖石木棍来帮忙，保护空间等希望。

4）搜救小贴士

（1）听声辨位。呼救声、呻吟声，还有敲击声，都是生命的信号。

（2）紧急救援。铁锹、锄头靠边站，别伤了被困的小伙伴。

（3）先救急。口鼻清干净，呼吸才顺畅；水、食物先送上，专业救援随后到。

最后，记住，地震时别乱跑，找个"安全小屋"躲一躲，遵循"伏地、遮挡、手抓牢"的黄金法则，等晃动停了再撤离，空旷地带最安全。

98 雷电交加，如何安全避险？

雷电是伴有闪电和雷鸣的一种放电现象。雷电一般产生于对流发展旺盛的雷雨云中，雷雨云上部以正电荷为主，下部以负电荷为主，云的上、下部之间形成一个电位差。当电位差达到一定程度后就会产生放电，即闪电现象。云层对大地的放电对建筑、电子设备乃至人和动物构成威胁。防雷击要做到避高、避水、避金属和躲进室内，即"三避一躲"。

1）雷电交加时，可采取的措施

（1）雷电天气时，关紧门窗，防止雷电侵入。

（2）立即关掉室内电器电源，远离电器设备，避免产生导电。

（3）避免接触煤气管道、自来水管道等金属类管道。

（4）不用淋浴喷头，以防止水导电。

（5）不要站在阳台、平台和楼顶上，不靠近窗口、外墙。

2）在户外避免雷击的方法

（1）远离制高点，严禁在山顶或高丘地带停留，不要靠近高压变电室、高压电线和孤立的高楼、烟囱、电杆、大树、旗杆等。

（2）远离建筑物外露的金属物体和电力设施，如水管、煤气管等。

（3）不使用金属工具，如有金属立柱的雨伞、铁锹等，摘下金属架眼镜、手表等。

（4）不要在雷雨中进行体育活动，如打球、踢球、骑车或快跑。

（5）不要站在空旷的高地上或大树下躲雨，应寻找安全的避雨场所。

3）躲避雷击时正确的身姿

（1）双手抱膝并蹲下，尽量低头，避免双手碰触地面。不要躺下以减少跨步电压的风险。

（2）如果无法迅速离开高大物体，应使用干燥的绝缘材料垫在脚下，确保不触碰绝缘物以外的地方。

（3）避免手拉手，保持适当距离，以避免导电。

（4）遇到高压线被雷击断裂，应双脚并拢，采用小跳步迅速离开，而不是奔跑，以降低跨步电压的风险。

4）对遭雷击者急救的措施

立即进行心脏按压、人工呼吸，并尽快向周围呼救、拿 AED 除颤并拨打"120"送往医院。

99 火灾事故，如何做好预防与应对？

校园人员密集，可燃易燃物众多，火灾后果严重。火灾多为人为因素引发，预防至关重要。务必做到：不携带火种或易燃、易爆物品进入教室；教室无人时，关闭所有电器和照明开关；发现设备异常，及时报告给老师或保卫处；爱护消防器材，如灭火器、疏散指示标志，确保其完好可用。

（1）宿舍防火"九戒"。学生宿舍是防火重点。生活用火、违规电器是主要火灾源。需严格遵守"九戒"：戒私自乱拉电源，戒违规使用大功率电器，戒床上吸烟、乱丢火种，戒明火照明，戒室内燃烧杂物，戒使用电器无人看管，戒使用假冒伪劣电器，戒室内烧饭，戒室内存放易燃、易爆物品。

（2）实验室防火指南。实验室防火需严格遵守安全管理规定，并在老师指导下操作。使用仪器前，检查电源、管线、火源等。使用明火时远离可燃物，酒精灯未熄灭、冷却前禁止添加燃料。长时间离开实验室，应关闭所有用电设备并切断电源。严禁在实验室吸烟。

（3）火灾逃生指南。突遇火灾，切勿惊慌，有序撤离。听从老师指挥，弯腰低姿，用湿毛巾捂住口鼻。逃生路线被堵，立即退回室内，用湿毛巾塞门缝防毒烟。禁止乘坐电梯，不盲目跳楼。避免踩踏，如遇踩踏，蜷身护头呼救。自救与互救结合，尽快撤离，不因贵重物品延误逃生。在老师带领下，消除险情，延缓火灾蔓延，减轻灾害规模。

100 食物中毒，如何紧急处理？

如果学校发生群体性学生食物中毒事件，学校需迅速、专业地应对。群体性食物中毒具有群体性、复杂性、紧迫性、共同性等特点，社会关注度高，急救需快速，处理要精准，以减轻社会关注度和不良影响。以下是应对步骤：

（1）紧急抢救。学校应立即组织抢救，指导学生进行催吐，以排出毒物。迅速拨打"120"，就近集中抢救，并与家长保持沟通，确保有序就医。

（2）及时上报。向疾控机构报告中毒情况，包括发生时间、主要症状、中毒人数等。如怀疑投毒，还需立即向当地公安部门报告。

（3）现场保护与调查配合。保护现场，保管好供给学生的食品，放入冷藏箱以备调查。追回已发放的中毒或疑似中毒食品，控制可能的中毒现场。配合医护或防疫专业人员收集可疑食品和中毒人员的样本，开展现场调查。

（4）安抚师生情绪。学校应尽力安抚中毒学生及其他师生的情绪，做好家校沟通，维持学校正常秩序。

总之，在面对群体性食物中毒事件时，需迅速行动，专业应对，以确保师生安全和学校稳定。

📖 知识链接

遇泥石流、暴雪该如何应对

1）外出旅行，当心泥石流

泥石流是山区沟谷中，由暴雨、冰雪融水、冰湖溃决等触发的携带有大量泥沙及石块等固体物质的特殊洪流。泥石流是一种具有突发性和灾害性的地质现象，具有流速快、流量大、物质容量大和破坏力强等特点。除自然原因外，不合理开挖、滥伐乱垦和地震、暴雨引起的次生灾害均有可能诱发泥石流。通常泥石流发生有前兆,河床(沟)中正常流水突然断流,山洪突然增大并伴有较多的柴草树木,深谷或沟内传来类似火车轰鸣声或闷雷声,沟谷深处变得昏暗并伴有轰鸣声或轻微的振动声。泥石流来时,应采取以下措施:

(1) 在山谷中遭遇强降雨引发的泥石流时要果断判断出安全路径逃生,即向着垂直于泥石流前进方向的两侧山坡上跑,绝不能往泥石流的下游跑。

(2) 在山谷突遇大雨时,要迅速转移到安全的高地。注意观察周围环境,特别留意是否听到远处山谷传来打雷般声响,如听到要高度警惕,这很可能是泥石流将至的征兆。

(3) 遇到泥石流,可以就近选择树木生长密集的地带逃生,密集的树木可以阻挡泥石流的前进。

(4) 遇到泥石流也可以选择到平整安全的高地进行躲避。

(5) 如果在遇到强降雨出现泥石流的时候要往地质坚硬、不易被雨水冲毁的、没有碎石的岩石地带逃生。

(6) 有可能的话,逃出时多带些衣物和食品。由于滑坡区交通不便,救援困难,泥石流过后又大多是阴冷的天气,要防止饥饿和冻伤。

(7) 刚发生过泥石流的地区也并不安全,有时泥石流会间歇发生,如果正驾车穿越刚发生泥石流的地区,一定要当心路上的杂物,最好绕道,找一条安全的路线。

2) 突遇暴雪,做好预防

暴雪指自然天气现象的一种降雪过程,它给人们的生活、出行带来了极大不便,会破坏交通、通信、输电线路等生命线工程,使城市断电、断水、压塌建筑物。暴雪还会冻死、冻坏农作物和牲畜,会加重虫病害的发生。暴雪到来时,应采取以下措施:

(1) 尽量待在室内,不要外出。

(2) 远离广告牌、临时搭建物和树木,避免砸伤。

(3) 如果发生断电事故,要及时报告电力部门迅速处理。

(4) 注意收听天气预报和交通信息,避免因机场、高速公路、轮渡码头等停航或封闭而耽误出行。

(5) 非机动车应给轮胎少量放气,以增加轮胎与路面的摩擦力,减少打滑。

(6) 驾驶汽车时要慢速行驶并与前车保持距离。车辆拐弯前要提前减速,避免踩急刹车。有条件要安装防滑链。

参考文献

［1］田建广."救"在一瞬间［M］.上海:复旦大学出版社,2018.

［2］中国红十字总会.心肺复苏与创伤救护［M］.北京:人民卫生出版社,2015.

［3］韦薇,王宏,谢安奇.医学检验科普天天问［M］.上海:上海交通大学出版社,2023.

［4］中华医学会耳鼻咽喉头颈外科学分会小儿学组.中国儿童气管支气管异物诊断与治疗专家共识［J］.中华耳鼻咽喉头颈外科杂志,2018,53(5):325-338.